BEI GRIN MACHT SICH IHR
WISSEN BEZAHLT

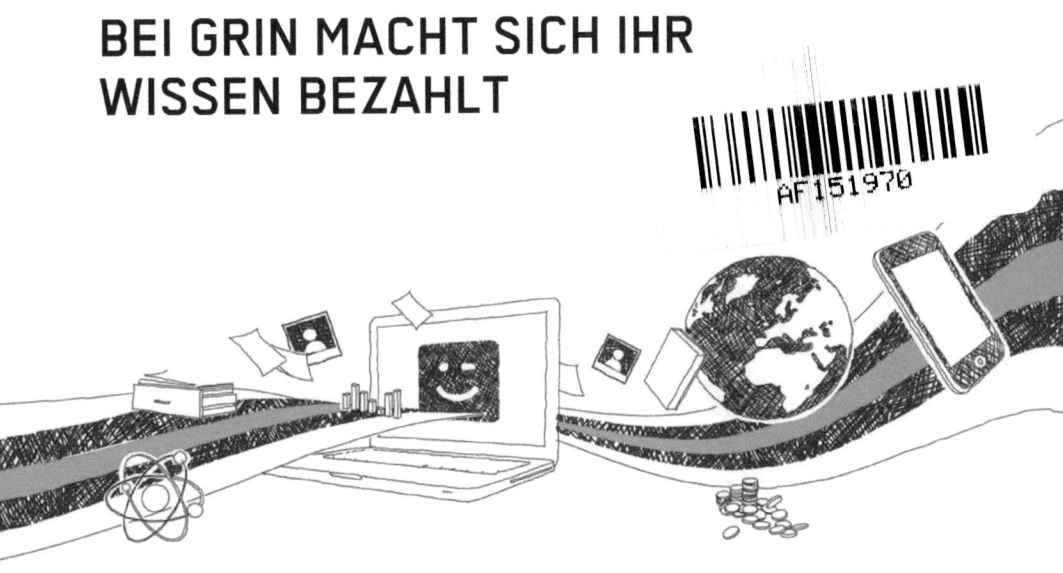

- Wir veröffentlichen Ihre Hausarbeit,
  Bachelor- und Masterarbeit

- Ihr eigenes eBook und Buch -
  weltweit in allen wichtigen Shops

- Verdienen Sie an jedem Verkauf

Jetzt bei www.GRIN.com hochladen
und kostenlos publizieren

GRIN

Esther Voß

Kritische Analyse zum Einfluss elektronischen Medienkonsums auf den Schlaf von Kindern und Jugendlichen und den daraus resultierenden Folgen

GRIN Verlag

Bibliografische Information der Deutschen Nationalbibliothek:

Die Deutsche Bibliothek verzeichnet diese Publikation in der Deutschen National-
bibliografie; detaillierte bibliografische Daten sind im Internet über http://dnb.d-
nb.de/ abrufbar.

Impressum:

Copyright © 2013 GRIN Verlag GmbH
Druck und Bindung: Books on Demand GmbH, Norderstedt Germany
ISBN: 978-3-656-55873-6

Dieses Buch bei GRIN:

http://www.grin.com/de/e-book/262936/kritische-analyse-zum-einfluss-elektroni-
schen-medienkonsums-auf-den-schlaf

Universität Bremen

Fachbereich 11

Public Health/ Gesundheitswissenschaften, B.A.

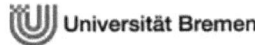 Universität Bremen

Bachelor Arbeit

Kritische Analyse zum Einfluss elektronischen Medienkonsums auf den Schlaf von Kindern und Jugendlichen und den daraus resultierenden Folgen

Verfasserin: Esther Voß

Datum der Abgabe: 13.08.2013

Abstract

Die vorliegende Arbeit beschäftigt sich mit dem Einfluss elektronischen Medienkonsums auf den Schlaf von Kindern und Jugendlichen und den daraus resultierenden Folgen. Es wird der Frage nachgegangen, welchen Einfluss der elektronische Medienkonsum auf den Schlaf von Kindern und Jugendlichen ausübt und welche Auswirkungen dies auf die körperliche und geistige Gesundheit von Kindern und Jugendlichen hat. Zur Beantwortung der Frage wurden die Ergebnisse von deutsch- und englischsprachigen Studien analysiert, welche sich mit dem Einfluss von Fernsehen, Computernutzung und Nutzung von Mobiltelefonen auf den Schlaf von Kindern und Jugendlichen beschäftigen. Die Analyse zeigt, dass die Nutzung dieser Medien mit späten Einschlafzeiten und häufiger Müdigkeit assoziiert werden. Kausalzusammenhänge konnten in den meisten der Studien nicht belegt werden. Im nächsten Abschnitt der Arbeit wird auf die Folgen von Medienkonsum in Verbindung mit unzureichendem Schlaf eingegangen. Dazu werden Studienergebnisse analysiert, die sich zum einen mit den Auswirkungen auf die schulische Leistungsfähigkeit, als Merkmal der geistigen Gesundheit, und zum anderen mit den Auswirkungen auf die Körperkomposition, als Merkmal der körperlichen Gesundheit, beschäftigen. Im Ergebnis wird deutlich, dass sowohl ein erhöhter Medienkonsum als auch ein unzureichender Schlaf zu Einschränkungen der schulischen Leistungsfähigkeit führen. Darüber hinaus bewirkt das Zusammenspiel von Medienkonsum und vermindertem Schlaf ein erhöhtes Risiko für Übergewicht und Adipositas. Abschließend werden in dieser Arbeit Handlungsstrategien diskutiert, mit deren Hilfe die beschriebenen Auswirkungen verhindert oder eingedämmt werden können.

Gliederung

1. Einleitung

Elektronische Medien sind aus unserer Gesellschaft nicht mehr wegzudenken. Dies gilt für das Berufsleben als auch für den Alltag. Heutzutage gibt es nahezu keinen Beruf, in welchem man ohne Computer auskommen kann. Auch in der Freizeit sind das Handy, der Fernseher oder das Radio allgegenwärtige Lieferanten von Unterhaltung und Informationen. Für Kinder und Jugendliche, die in dieser Medienwelt aufwachsen, ist es eine Selbstverständlichkeit, digitale Medien täglich für die Schule und private Interessen zu nutzen. Die Freizeitgestaltung hat sich dadurch entscheidend verändert. Eine steigende Anzahl Kinder und Jugendlichen besitzt einen eigenen Fernseher oder Computer und verbringt mehr und mehr Freizeit mit Fernsehen, Spielen von Computerspielen und Surfen im Internet. Andere Aktivitäten, wie das Engagement in Vereinen oder Organisationen, treten dadurch in den Hintergrund. Die Sozial- und Gesundheitsforschung untersucht seit mehreren Jahren die Risiken und die Potentiale dieser Entwicklung. Bisher standen dabei vor allem die Auswirkungen des Medienkonsums auf schulische Leistungen und Übergewicht bei Kindern und Jugendlichen im Vordergrund. Der mögliche Einfluss des Medienkonsums auf dem Schlaf wurde bisher nur am Rande diskutiert. Dabei ist der Schlaf einer der wichtigsten Faktoren zur Aufrechterhaltung der Gesundheit. Aus diesem Grund ist der Schlaf auch für die Public Health Forschung ein zentrales Thema (vgl. Baier et al. 2010; mpfs 2012).

Die deutsche Gesellschaft für Public Health e.V. definiert Public Health als „die Wissenschaft und die Praxis zur Verhinderung von Krankheiten, zur Verlängerung des Lebens und zur Förderung von physischer und psychischer Gesundheit unter Berücksichtigung einer gerechten Verteilung und einer effizienten Nutzung der vorhandenen Ressourcen" (DGPH 2010). Eine wesentliche Voraussetzung für die physische und psychische Gesundheit ist der Schlaf. Wenn der Schlaf gestört ist, wird seine Erholungsfunktion eingeschränkt, was Befindungsstörungen, Leistungseinbußen und Krankheiten zur Folgen hat. Betroffene von Schlafstörungen werden daran gehindert, ihre privaten, sozialen, schulischen und beruflichen Ziele zu erreichen. Neben diesen personenbezogenen Auswirkungen eines gestörten Schlafes entstehen auch gesellschaftliche Kosten, beispielsweise durch Unfälle oder Krankschreibungen. Die Kostenentstehung durch Krankschreibungen scheint für die

Gruppe von Kindern und Jugendlichen nicht von Interesse zu sein, tatsächlich kommt es jedoch häufig zu Chronifizierungen von Schlafstörungen, und somit gilt eine Schlafstörung im Kindes- oder Jugendalter auch als Risikofaktor für eine eingeschränkte Leistungsfähigkeit im Berufsleben (vgl. Penzel et al. 2005; Schlarb et al. 2012).

Die im Kindes- und Jugendalter am häufigsten auftretende Schlafstörung ist die Insomnie. Zu der Gruppe der Insomnien gehören Beschwerden wie Einschlafschwierigkeiten, Durchschlafprobleme, frühmorgendliches Erwachen und nicht erholsamer Schlaf. Dadurch wiederum entstehen Beeinträchtigungen der Befindlichkeit am Tage, der Motivation, der Aufmerksamkeit und vieles mehr (vgl. Schlarb et al. 2012). Mehrere in Deutschland durchgeführte Studien zeigten eine hohe Prävalenz für Ein- und Durchschlafstörungen bei Grundschülern und Grundschülerinnen, welche zum Teil bei über 60% lag. Auch Tagesmüdigkeit, welche bei etwa 14% der Schüler und Schülerinnen mindestens gelegentlich auftritt, wurde ermittelt (vgl. Wiater 2011). Obwohl Schlafstörungen Schwankungen unterliegen, haben sie im Kindesalter gemeinsam, dass sie sich häufig chronifizieren. Eine prospektive Längsschnittstudie konnte zeigen, dass Kinder, welche im Alter von fünf Jahren mit Schlafproblemen diagnostiziert wurden, im Alter von zehn Jahren noch immer ein erhöhtes Risiko für Schlafprobleme aufwiesen (vgl. Schlarb et al. 2012).

Im Rahmen dieser Arbeit wird unter der Fragestellung „Welchen Einfluss hat der elektronische Medienkonsum auf den Schlaf von Kindern und Jugendlichen?" diskutiert ob, und inwiefern der Medienkonsum den Schlaf verändert. Dafür wird im ersten Abschnitt dieser Arbeit ein Grundverständnis über den Schlaf aufgebaut. Es wird dabei auf die Entwicklung des Schlafes über die Altersstufen der Kindheit und Jugend eingegangen und der zirkadiane Rhythmus erklärt. Auch über die Funktion des Schlafes wird aufgeklärt. Anschließend wird die Verbreitung des Medienkonsums unter Kindern und Jugendlichen in Deutschland beschrieben, um dann im nächsten Abschnitt die Forschungsergebnisse zum Einfluss des Medienkonsums auf den Schlaf von Kindern und Jugendlichen darzustellen und über diese zu diskutieren. Anschließend soll die Frage geklärt werden „Welche Auswirkungen hat der Einfluss des elektronischen Medienkonsums auf den Schlaf für die körperliche und geistliche Entwicklung von Kindern und Jugendlichen?" Abschließend werden die daraus resultierenden Handlungsstrategien erörtert. In einem zusammenfassenden Fazit werden die Fragestellungen noch einmal aufgegriffen und beantwortet.

In dieser Arbeit wird sich auf die Zielgruppe von Kindern und Jugendlichen fokussiert. Für diese Gruppe ist der Schlaf besonders relevant, da er auch bei der Reifung des Gehirns eine entscheidende Rolle spielt. Zudem zählen Kinder und Jugendliche zu den häufigsten Nutzern von Computerspielen und reagieren besonders sensibel gegenüber Gewalteindrücken, welche in den Medien häufig dargestellt werden. Definiert wird die Kindheitsphase durch die Geburt bis zum Eintritt in die Jugendphase. In Deutschland gibt es kein Gesetz, welches den genauen Zeitpunkt des Eintritts der Jugendphase festlegt, nach allgemeinem Verständnis liegt der Übergang von Kindheit zur Jugend jedoch bei etwa zwölf Jahren. Die Jugendphase endet mit dem Eintritt des Erwachsenenalters mit 18 Jahren (vgl. Honig 2008).

2. Entwicklung des Schlafes nach Altersstufen

Erst vor etwa 50 Jahren fanden Wissenschaftler heraus, dass der Schlaf durch verschiedene Stadien geprägt ist und mittlerweile kann mittels EEG gemessen werden, wie sich die Gehirnaktivität während des Schlafes verändert. Hierbei wird der REM-Schlaf vom Nicht-REM-Schlaf unterschieden. REM steht für rapid eye movement (= schnelle Augenbewegung). In der Alltagssprache wird der REM-Schlaf als Traumschlaf bezeichnet. Der Nicht-REM-Schlaf untergliedert sich in vier Stadien, wobei im Stadium IV der tiefste Schlaf erreicht wird. Die Stufen I und II des Nicht-REM-Schlafes werden auch als Leichtschlaf bezeichnet und die Stufen III und IV als Tiefschlaf. Mit dem Einschlafen fällt der Schläfer oder die Schläferin zunächst in den REM-Schlaf und sinkt dann immer tiefer in den Nicht-REM Schlaf. In der ersten Nachthälfte wird der Schläfer oder die Schläferin gewöhnlich für längere Zeit in der Tiefschlafphase bleiben. In dieser Phase wird die Atmung sehr ruhig und der Herzschlag sehr regelmäßig. Da die Weckschwelle sehr hoch ist, kann der Schläfer oder die Schläferin nur durch sehr laute Geräusche geweckt werden. Aus dieser Phase verfällt der oder die Schlafende in einen immer weniger tiefen Schlaf, bis der REM-Schlaf erreicht ist. Auch ein kurzes Aufwachen ist nun nicht ungewöhnlich. Bildlich kann es so dargestellt werden, als laufe der oder die Schlafende eine Treppe hinab, wobei er oder sie in einen immer tieferen Schlaf fällt, und dann die Treppe wieder hinaufsteigt, hin zum Traumschlaf und dem Erwachen. Anschließend werden alle Phasen erneut durchlaufen. Mit dem Fortschreiten der Nacht hin zum Morgen wird jedoch immer seltener der Tiefschlaf erreicht und der Schläfer oder die Schläferin bleibt für längere Zeit im Traumschlaf (vgl. Kastzahn et al. 2004; Schäfer 2011).

Säuglingsalter

Bei einem Neugeborenen ist es zunächst nicht möglich, die Gehirnaktivität differenziert genug auszuwerten, um den REM- vom Nicht-REM-Schlaf zu unterscheiden. Daher unterscheidet man bei Säuglingen den aktiven Schlaf und den ruhigen Schlaf, welcher mittels EEG, aber auch durch Verhaltensmerkmale gemessen wird. Der aktive Schlaf ist eine unreife Form des REM-Schlafes und der ruhige Schlaf ähnelt in seiner Struktur dem Tiefschlaf. Je älter das Neugeborene wird, umso deutlicher lassen sich diese zwei Phasen unterscheiden. Ist eine klare Unterscheidung jedoch nicht möglich, wie es bei unreifen Neugeborenen häufig der Fall ist, spricht man von interdeminierten Schlaf. Der Traumschlaf macht bei einem Neugeborenen noch 50% des Schlafes aus, doch bereits ab dem dritten Lebensjahr nur noch 25% und somit genauso viel wie bei einem Erwachsenen. Ab dem sechsten Lebensmonat kann der kindliche Schlaf in der Regel mit denselben Instrumenten wie beim Erwachsenen gemessen werden. Die einzelnen Schlafperioden sind nun von längerer Dauer und finden hauptsächlich während der Nacht statt. Die Schlafdauer verkürzt sich von durchschnittlich 16,5 Stunden in der ersten Lebenswoche auf durchschnittlich 14,5 Stunden im sechsten Lebensmonat (vgl. Kastzahn et al. 2004, Schäfer 2011).

Kleinkind- und Vorschulalter

Die Schlafenszeit von Kindern zwischen eineinhalb und fünf Jahren beträgt durchschnittlich etwa 11,5 Stunden. Mit Eintritt des vierten Lebensjahres fällt der Schlaf während des Tages in der Regel weg. Nächtliches Aufwachen tritt in dieser Altersgruppe laut Elternbefragungen bei 10% der Kinder mindestens einmal pro Nacht auf (vgl. Kastzahn et al. 2004, Schäfer 2011).

Grundschulalter

Die Schlafdauer von Grundschulkindern beträgt durchschnittlich nur noch zehn Stunden und sinkt mit jedem Lebensjahr weiter ab. Die Aufstehzeit liegt gleichbleibend bei 7 Uhr, wobei die Zubettgehzeit später wird. Im Gegensatz zu jüngeren Kindern leidet diese Altersgruppe häufiger unter Schläfrigkeit am Morgen. Außerdem schlafen Kinder dieser Altersgruppe häufiger unbeabsichtigt ein (vgl. Kastzahn et al. 2004, Schäfer 2011).

Jugend

Obwohl Schlaflaboruntersuchen nahelegen, dass sich das Schlafbedürfnis von der Kindheit bis ins Jugendalter kaum verändert, schlafen Jugendliche deutlich weniger. Sechszehnjährige Jugendliche schlafen durchschnittlich nur noch 7,5 Stunden, was auf deutlich spätere Zubettgehzeiten mit derselben durchschnittlichen Aufstehzeit von 7 Uhr zurückzuführen ist. Dass dieses Schlafverhalten nicht dem Bedürfnis entspricht, zeigt das Schlafverhalten bei Jugendlichen am Wochenende. Die Zubettgehzeit verschiebt sich hier lediglich um 1 bis 2 Stunden nach hinten, die Aufstehzeit verschiebt sich jedoch bei jüngeren Jugendlichen um 1,5 bis 3 Stunden nach hinten. Ältere Jugendliche stehen am Wochenende sogar 3 bis 4 Stunden später auf (vgl. Kastzahn et al. 2004; Schäfer 2011). Hierdurch zeigt sich, dass Jugendliche, wenn sie nicht durch den Schulbeginn zum Aufstehen gezwungen werden, bis zu 3,5 Stunden länger schlafen und mit einer Gesamtschlafdauer von 10,5 Stunden dem Schlafpensum von Siebenjährigen nahekommen. Weshalb Jugendliche nicht früher zu Bett gehen, um somit ihrem Schlafbedürfnis gerecht zu werden, kann neben Schulanforderungen und Nebenjobs vielerlei Gründe haben. In dieser Arbeit soll unter anderem gezeigt werden, welchen Einfluss der Medienkonsum auf die Zubettgehzeit hat.

3. Zirkadianer Rhythmus

Bereits vor 277 Jahren wurde entdeckt, dass alle lebenden Organismen, bis auf Höhlen- und Tiefseebewohner, dem Tag-Nacht-Rhythmus unterworfen sind (vgl. Staedt/Riemann 2007). Einige Lebewesen ruhen am Tag und sind nachtaktiv, andere Lebewesen, wie auch der Mensch, ruhen in der Nacht und sind am Tag wach. Diese innere Uhr ist genetisch programmiert und hat einen Rhythmus von etwa 24

5

Stunden. Man spricht daher vom zirkadianen Rhythmus, wobei das Wort zirkadian aus dem lateinischen abgeleitet ist und „circa" ungefähr bedeutet und „dies" Tag. Gesteuert wird dieser Rhythmus durch Umwelteinflüsse, insbesondere das Licht spielt hierbei eine entscheidende Rolle (vgl. Cajochen 2005). Die gesamte Körperfunktion ist auf diesen Rhythmus ausgelegt und wenn der Mensch entgegen der inneren Uhr am Tage schläft und während der Nacht wacht ist, wie es beispielsweise bei Schichtarbeit der Fall sein kann, kommt es zu erheblichen physiologischen Beeinträchtigungen. Die entstehenden physiologischen Desynchronisationen äußern sich unter anderem durch Beschwerden des Magen-Darm Bereichs und des Herzkreislaufsystems (vgl. Beermann 2008). Grundsätzlich ist es nicht möglich, den entgangenen nächtlichen Schlaf am Tag nachzuholen. Auch wenn in einer 24-Stunden Periode ausreichend Schlaf erfolgte, kann der Schlaf am Tag typischen Symptomen des Schlafentzugs, wie Müdigkeit, nicht entgegenwirken (vgl. Mesquita et al. 2007). Weshalb diese Erkenntnis von Bedeutung ist, wird im Teil 6 dieser Arbeit deutlich, in welchem unter anderem das Potential zur Schlafverschiebung durch Medienkonsum diskutiert wird.

4. Funktion des Schlafes

Während des Schlafes befindet sich der Körper in einem Ruhezustand und nur das Gehirn bleibt aktiv. Durch diese Aktivität werden nicht nur Erinnerungen und Gelerntes gefestigt, sondern auch die psychische Gesundheit, das Immunsystem und das Körperwachstum unterstützt. Schlafwissenschaftler unterscheiden zwei Dimensionen zur Beurteilung eines angemessenen und ausreichenden Schlafes. Die Quantität des Schlafes ist die erste Dimension. Hierbei handelt es sich um die Gesamtdauer des Schlafes, welche durch frühes Aufwachen und eine lange Einschlafdauer beeinträchtigt werden können. Die zweite Dimension ist die Qualität des Schlafes. Die Schlafqualität kann durch Albträume, nächtliches Aufwachen und irreguläre Schlafzeiten gestört werden (vgl. Zimmerman 2008).

Bei einem unzureichenden Schlaf ist die exekutive Funktion des Gehirns als erstes beeinträchtigt, wodurch es zu einer verminderten Fähigkeit zum Planen, Organisieren und Aufnehmen von Informationen kommt. Weiterhin gibt es Assoziationen zwischen Qualität oder Quantität des Schlafs und einer reduzierten Kreativität, vermindertem Gedächtnisvermögens, Stürzen und Verletzungen, Verhaltensauffälligkeiten und Schulversagen. Auch gibt es Studien, die einen Zusammenhang von Schlaf und der Regulation des Metabolismus zeigen, wodurch eine Verbindung von Schlaf und Übergewicht, sowie Diabetes, naheliegt (vgl. Zimmerman 2008). Diese Zusammenhänge werden im siebten Abschnitt dieser Arbeit genauer untersucht.

5. Mediennutzung von Kindern und Jugendlichen in Deutschland

Jedes Jahr untersucht der Medienpädagogische Forschungsverbund Südwest die Mediennutzung von Jugendlichen. Hierfür werden in der Langzeitstudie „Jugend, Information, (Multi-) Media Studie" (JIM-Studie) 12- bis 19-Jährige zur ihrem Medienverhalten befragt. In diesem Bericht werden die Ergebnisse der JIM-Studie 2012 differenziert dargestellt. Bestimmte Aspekte werden mit den Ergebnissen der JIM-Studie 2000 verglichen, um zu beleuchten, in wie weit sich das Medienverhalten der Jugendlichen in den letzten zwölf Jahren verändert hat. Für die JIM-Studie 2012 wurden eine repräsentative Stichprobe von 1201 Zielpersonen per Telefon befragt. Dabei ergaben sich folgende Ergebnisse: Zur Grundausstattung der Haushalte der befragten Jugendlichen gehört ein Computer und/oder Laptop. Dieser war bei 100% der Befragten vorhanden. Über einen Fernseher, Handy und Internetzugang verfügen jeweils 98%. Eine feste Spielkonsole ist in 74% der Haushalte vorhanden. Neben der Haushaltsaustattung spielt auch der Besitz von eigenen Mediengeräten eine zentrale Rolle, denn über diese Geräte können die Jugendlichen oft selbst bestimmen und die Inhalte und Zeitpunkte der Nutzung eigenständig festlegen. Von den befragten Jugendlichen besitzen 79% der Mädchen und 85% der Jungen einen eigenen Computer oder Laptop. Knapp neun von zehn Jugendlichen können aus ihrem Zimmer per Laptop oder Computer auf das Internet zugreifen. Einen eigenen Fernseher besitzen 64% der Jungen und 55% der Mädchen. Bei dem Besitz von Handys liegen Mädchen mit 98% knapp vor den Jungen mit 95%. Der größte Geschlechtsunterschied zeigt sich bei dem Besitz einer festen Spielkonsole. Diese besitzen 61% der Jungen und nur 38% der Mädchen. Auch für verschiedene Bildungsgruppen zeigen sich unterschiedliche Häufigkeiten des Besitzes von Mediengeräten. Jugendliche, die eine Hauptschule besuchen bzw. einen entsprechenden Abschluss haben, besitzen häufiger einen eigenen Fernsehen und

7

eine feste Spielkonsole als Gymnasiasten. Interessanter als die Ausstattung mit entsprechenden Medien ist jedoch die Beschäftigung mit ihnen. Von den Befragten geben 68% an, täglich das Internet zu nutzen. Täglich nutzen die Jugendlichen zu 62% den Fernseher und das Handy zu 83%. Zur Nutzungsdauer sagen die Jugendlichen aus, dass sie nach eigener Einschätzung an Wochentagen durchschnittlich 111 Minuten fernsehen. Gymnasiasten sehen mit durchschnittlich 96 Minuten weniger fern als Hauptschüler mit 137 Minuten. Ein weiteres wichtiges Thema ist die Spieldauer. Hierzu zählen sowohl Computer-, Konsolen- und Onlinespiele. Die befragten Jungen bringen hierfür an Wochentagen durchschnittlich 70 Minuten auf und am Wochenende 96 Minuten. Mädchen verbringen weniger Zeit mit dem Spielen. An Wochentagen spielen sie durchschnittlich 49 Minuten und am Wochenende 62 Minuten. Die JIM-Studie erfasst auch, in welchem Maße die Altersfreigaben für entsprechende Spiele von den Jugendlichen beachtet werden. Von den Jungen gaben 83% an, bereits Spiele gespielt zu haben, die für ihr Alter nicht freigegeben waren. Bei den Mädchen waren es 34%. Von den Spielern gaben außerdem 34% an, besonders brutale bzw. gewalthaltige Spiele zu bevorzugen. Bei den Mädchen sind es nur 10%. Zu diesen besonders gewalthaltigen Spielen gehört beispielsweise „Call of Duty", welches von 22% der Jungen sogar insgesamt als Lieblingsspiel aufgeführt wird (vgl. mpfs 2012).

Im Vergleich zur JIM-Studie 2000 hat sich gezeigt, dass der Besitz eines eigenen Computers gestiegen ist und zwar um 36 Prozentpunkte. Einen noch größeren Anstieg zeigt sich beim Besitz des eigenen Mobiltelefons von 49% in 2000 auf 96,5% in 2012. Einen leichten Rückgang gab es beim Besitz eines eigenen Fernsehgerätes. Im Jahr 2000 gaben noch 67% der Jugendlichen an, einen eigenen Fernseher zu besitzen, während es im Jahr 2012 nur noch knapp unter 60% waren (vgl. mpfs 2000; mpfs 2012).

Frölich und Lehmkuhl verdeutlichen die Mediennutzung von Jugendlichen durch die Schilderungen eines 17 Jahre alten Jungen: „„ Wenn ich von der Schule nach Hause komme, schalte ich meist als erstes meinen PC an und mache dann meine Hausaufgaben. Wenn ich dann fertig bin, schalte ich den Fernseher noch ein und das Handy ist immer an, damit ich auch für jeden erreichbar bin. Meinen PC lasse ich die meiste Zeit über an, damit ich auch immer weiß, was alles aktuell ist oder was alles passiert'" (Frölich/Lehmkuhl 2012, 13).

Aufschluss über die Mediennutzung von jüngeren Kindern gibt eine bundesweite repräsentative Schülerbefragungen des Kriminologischen Forschungsinstituts Niedersachen E.V. Für diese Untersuchung wurden insgesamt 5531 Schüler und Schülerinnen der vierten Jahrgangsstufe befragt. Etwa jedes vierte Kind (26,8%) gab an, eine Spielekonsole im Zimmer stehen zu haben. Mehr als ein Drittel der Kinder haben jeweils einen Fernseher (36,1%) und einen Computer (36,0%). Diese Angaben erweisen sich als Ethnien-, status-, geschlechtsabhängig. Die Jungen haben insgesamt häufiger eigene elektronische Medien im Kinderzimmer als Mädchen. Am größten ist dieser Unterschied bei den Spielekonsolen, welche bei 38,1% der Jungen im Zimmer vorhanden ist und nur bei 15,6% der Mädchen. Kinder, deren Eltern laut Lehrerangaben ein höheres Bildungsniveau haben, verfügen seltener über elektronische Medien im Kinderzimmer als die Kinder, deren Eltern ein niedrigeres Bildungsniveau aufweisen. Der Unterschied ist mit 31,3% zu 57,3% beim Fernseher und 22,4% zu 42,7% bei Spielekonsolen beachtlich. Außerdem zeigt die Befragung, dass bei nicht-deutschen Kindern (inkl. deutsch mit Migrationshintergrund) häufiger entsprechende Geräte im Kinderzimmer zu finden sind als bei deutschen Kinder. Interessanter als das Vorhandensein dieser Medien ist jedoch die Nutzungsdauer. In dieser Untersuchung wurde die Nutzungsdauer der Viertklässler und Viertklässlerinnen erfasst, indem die befragten Kinder auf einem Zeitplan eintrugen, für wie lange sie am Vortag Tätigkeiten wie Fernsehen, Videos ansehen und Computer- und Konsolenspielen nachgegangen sind. Das Ergebnis zeigte, dass die befragten Kinder im Durchschnitt fast zwei Stunden eines Wochentages Medien konsumieren. Davon werden im Durchschnitt 88 Minuten mit dem Fernsehen und Video schauen verbracht und 28 Minuten mit Computer- und Konsolenspielen. Zur Erfassung der Nutzungsdauer wurde noch eine zweite Methode verwendet, bei denen die Kinder die durchschnittliche Zeit, welche sie mit dem Konsum von Medien verbringen, angaben. Diese Methode zeigte eine höhere durchschnittliche Nutzungsdauer, soll jedoch hier außer Acht gelassen werden, da nicht geklärt ist, inwieweit Kinder der vierten Klasse die Fähigkeit besitzen, Durchschnittswerte richtig zu berechnen (Baier et al. 2006). Da die Befragung bereits im

Jahr 2005 durchgeführt wurde, ist davon auszugehen, dass die Werte, ähnlich wie bei den Jugendlichen, teilweise gestiegen sind.

6. Einfluss des elektronischen Medienkonsums auf den Schlaf

Die Betrachtung der Entwicklung des Medienkonsums hat gezeigt, dass es in den letzten Jahren zu einem Anstieg der Nutzer im Kindes und Jugendalter kam. In diesem Abschnitt wird nun anhand verschiedener Studien zu diesem Thema untersucht, ob der Medienkonsum einen Einfluss auf den Schlaf hat und wie sich dieser äußert. Die JIM-Studie 2012 ergab, dass Fernseher, Computer, Spielekonsolen und Mobiltelefone die am häufigsten genutzten Medien darstellen. Aus diesem Grund werden in diesem Bericht ausschließlich diese Medien untersucht. Hierfür wurden die elektronischen Datenbanken von PubMed, der Cochrane Collaboration, der Universität Bremen und Google Scholar durchsucht, wobei eine Kombination von verschiedenen Suchbegriffen, wie beispielsweise „computer use" und „sleep" oder „tv exposure" und „sleep" verwendet wurde. Zunächst wurde die Suche mit deutschen Schlagwörtern durchgeführt, was jedoch nur wenige Ergebnisse zeigte, sodass anschließend englische Synonyme genutzt wurden. Es wurden somit Studien der englischen und deutschen Sprache eingeschlossen. Außerdem ließen sich aus den Literaturlisten der bearbeiteten Studien noch weitere Studien finden. Es wurden nur die Studien betrachtet, die mindestens einen Aspekt des Medienkonsums und mindestens einen Aspekt zum Schlaf untersuchten. Einschlusskriterien waren außerdem der kostenfreie Zugang, eine Studienpopulation unter 18 Jahren und eine Studiendurchführung nach dem Jahr 2003. Insgesamt wurden sieben der gefundenen Studien aufgenommen und bearbeitet. Aufgrund fehlender Studien konnte der Einfluss vom Spielen an der Spielekonsole nicht bearbeitet werden. Die untersuchten Studien zum Thema Computernutzung beziehen sich jedoch teilweise auf die Nutzung des Computers zum Spielen, wobei zu vermuten ist, dass der Einfluss von Konsolenspielen und Computerspielen auf den Schlaf sich ähnelt. Im Folgenden werden die ausgewählten Studien vorgestellt und die Ergebnisse diskutiert. Insbesondere werden auch die möglichen Limitationen der einzelnen Studien evaluiert, wobei das Kriterium der Kausalität eine besondere Rolle spielt. Das heißt, dass für die einzelnen Studien geprüft werden soll, ob der möglicherweise veränderte Schlaf durch den Medienkonsum ausgelöst wurde und nicht umgekehrt (vgl. Klemperer 2010).

6.1 Schlaf und Fernsehen

Die Befragung von 2068 kalifornischen Haushalten mit Kindern unter drei Jahren ergab, dass der Fernsehkonsum von Säuglingen und Kleinkindern mit unregelmäßigen Schlafenszeiten assoziiert ist. Dieses Ergebnis war unabhängig von Faktoren wie Haushaltsgröße, Gesundheit der Eltern und familiärer Interaktion. Um auszuschließen, dass eine fehlende Tagesstruktur der Auslöser für unregelmäßige Schlafzeiten sein könnte, wurde bei der Regressionsanalyse der Faktor einer regelmäßigen Mahlzeit am Tag integriert. In dieser Studie ist die Wahrscheinlichkeit, dass die unregelmäßigen Schlafzeiten zu mehr Fernsehkonsum geführt haben, und nicht umgekehrt, eher gering, da Kinder dieses Alters keine unabhängige Kontrolle über den Fernsehkonsum besitzen. Eine Limitation dieser Studie war, dass die Angaben durch Befragungen der Eltern erfasst wurden und somit die Möglichkeit besteht, dass Messfehler entstanden (vgl. Thompson et al. 2005). Hierbei wäre es wahrscheinlich, dass die Eltern eher dazu geneigt waren, weniger Stunden des Fernsehkonsums zu dokumentieren, als es tatsächlich der Fall war, was dem Bias der sozialen Erwünschtheit, also einem Informationsbias, entspräche (Razum et al. 2012). Diese Studie ist insofern von Bedeutung, als dass unregelmäßige Schlafenszeiten die Qualität des Schlafes stören und somit die Gesamtheit eines angemessenen Schlafes negativ beeinflussen (vgl. Zimmerman 2008).

Eine belgische Querschnittstudie mit 2546 Schülern und Schülerinnen des ersten und des vierten Jahrgangs aus 15 verschiedenen Sekundarschulen einer flämischen Gemeinde beschäftigte sich mit dem Zusammenhang von Medienkonsum und Schlafprofilen, sowie Müdigkeit am Tage. Die Schüler und Schülerinnen des ersten Jahrgangs waren im Durchschnitt 13,16 Jahre alt und die des vierten Jahrgangs 16,37. Der Anteil der Jungen lag bei 54,2%. Der Fernsehkonsum wurde bemessen, indem die Schüler und Schülerinnen auf einem Zeitstrahl, welcher den Tag in Perioden von 30 Minuten teilt, die Zeitpunkte markierten, an denen sie für gewöhnlich fernsahen. Die Ergebnisse wurden anschließend zu einem Gesamtvolumen innerhalb einer Woche addiert. Außerdem wurden die Schüler und Schülerinnen gefragt, zu welcher Zeit sie gewöhnlich zu Bett gehen und wann sie aufstehen. Dabei wurde nach Wochentagen und Wochenende differenziert. Im nächsten Schritt wurden die Schüler und Schülerinnen aufgefordert, auf einer Skale zu markieren, wie müde sie sich zu bestimmten Zeiten fühlten. Die Skala reichte von -5 (=gar nicht müde) bis +5 (=sehr müde). Die Schüler und Schülerinnen wurden ebenfalls gefragt, ob sie einen Fernseher im Zimmer haben. Es zeigte sich, dass diejenigen Schüler und Schülerinnen, die angaben, einen Fernseher zu besitzen, an allen Tagen der Woche signifikant später zu Bett gehen, als diejenigen, die keinen Fernseher besitzen. Die Aufstehzeit bleibt an Wochentagen unter allen Gruppen konstant bei durchschnittlich 7 Uhr, und somit schlafen die Kinder mit Fernseher an Wochentagen insgesamt weniger. Am Wochenende stehen die Kinder mit eigenem Fernseher später auf. Insgesamt gab es zwischen diesen zwei Gruppen keine unterschiedliche Wahrnehmung der Müdigkeit. Ein weiteres Ergebnis der Studie ist, dass eine höhere Stundenzahl des wöchentlichen Fernsehkonsums spätere Schlafenszeiten zur Folge hat. An Wochentagen führt dies zu weniger Schlaf und am Wochenende zu einer zeitlichen Verlagerung des Schlafes nach hinten. Die Schüler und Schülerinnen, die häufiger fernsahen, litten auch häufiger unter Müdigkeit als diejenigen, die weniger fernsahen (vgl. Van den Bulck 2004). Im Vergleich zur oben beschriebenen kalifornischen Studie gibt es hier eine geringere Wahrscheinlichkeit für Messfehler, die durch falsche Angaben der Schüler und Schülerinnen entstanden sein könnten. Ein großes Manko von Van den Bulcks Studie ist jedoch, dass der Kausalzusammenhang von Fernsehkonsum und Schlaf nicht ausreichend geklärt ist. In dieser Studie ist nicht auszuschließen, dass beispielsweise die Schüler und Schülerinnen mit einem Fernseher im Zimmer zuerst unter abendlicher Schlaflosigkeit litten und sich anschließend einen Fernseher im Zimmer aufstellten, um der Schlaflosigkeit zu entgehen. Des Weiteren ist unbekannt, inwiefern die Studie sich auf die Population in anderen Regionen übertragen lässt und somit, wie repräsentativ die Studie ist.

Eine in Deutschland durchgeführte Studie untersuchte, welchen Effekt gezielter Fernsehkonsum und gezieltes Computerspielen auf den Schlaf in der darauf folgenden Nacht hat. In diesem Abschnitt wird lediglich der Effekt des Fernsehkonsums beschrieben und die Ergebnisse zum Computerspielen werden erst im Teil 6.2 beschrieben. Es wurden zehn Jungen zwischen 12 und 14 Jahren untersucht, welche nicht unter Schlafproblemen litten und keine Medikamente nahmen. Mädchen wurden in dieser Studie nicht untersucht, da andere Studien einen Einfluss der Menstruation sowie der Anti-Baby Pille auf den Schlaf gezeigt hatten, sodass es bei dem Einschluss von Mädchen zu Messfehlern hätte kommen können. Für die zehn Jungen gab es drei Versuchstage, die jeweils sieben Tage auseinander lagen. Am ersten Untersuchstag wurden die Jungen aufgefordert, ein Computerspiel zu spielen. Am zweiten Untersuchstag wählten die Jungen einen von drei Filmen aus, den sie etwa zwei bis drei Stunden vor dem Schlafengehen ansahen. Dabei sollten die Jungen keinen Film wählen, den sie bereits gesehen hatten. Am dritten Untersuchstag, dem Kontrolltag, gingen die Jungen ihren normalen Gewohnheiten nach, hatten jedoch nicht die Erlaubnis, fernzusehen oder am Computer zu spielen. In den jeweiligen Nächten wurde der Schlaf der Jungen per Polysomnographie untersucht. Diese Untersuchung konnte, von einem Experten begleitet, bei den Jungen zu Hause, im gewohnten Schlafumfeld stattfinden. Von den polysomnographischen Geräten konnten mittels Elektroden die Gesamtdauer des Schlafes untersucht werden und auch die Zeit in den verschiedenen Schlafstadien. Außerdem wurde die Einschlafzeit erfasst und die Schlafeffizienz berechnet. Die Schlafeffizienz ist das Verhältnis der Gesamtschlafzeit zur im Bett verbrachten Zeit (vgl. Gruber et al. 2010). Die Jungen wurden auch aufgefordert, ein Schlaftagebuch für die Untersuchstage zu führen, in denen sie ihre Tagesmüdigkeit, sowie Beschwerden durch nächtliches Aufwachen, festhielten. Die Auswertung der Tagebücher zeigte keinen signifikanten Unterschied zwischen dem Untersuchstag mit Fernsehkonsum und dem Kontrolltag. Auch für die gesamte Schlafzeit gab es keine signifikanten Unterschiede. Der einzige signifikante Unterschied zeigte sich in der Schlafeffizienz, welche sich in den Nächten nach dem Fernsehkonsum verschlechterte. Eine mögliche Erklärung dafür, dass kaum ein Einfluss des Fernsehkonsums auf die Gesamtschlafzeit nachgewiesen wurde, wäre, dass die Konsumdauer zu kurz war. Außerdem sagten die Jungen nach der Untersuchung aus, dass sie die gesehenen Filme nicht aufregend oder spannend fanden (vgl. Dworak et al. 2007). Es wäre möglich, dass der Konsum von als spannend empfundenen Filmen einen größeren Einfluss auf den Schlaf hat. Einschränkungen der Studie waren außerdem, dass es bei Untersuchungen an nur zehn Schülern leicht zu Verzerrungen kommen kann. Auch die Tatsache, dass der Effekt in nur einer Nacht gemessen wurde, birgt die Gefahr, zufällige Veränderungen des Schlafes zu erfassen, anstatt den Einfluss des Medienkonsums. Es wurde bei der Studie versucht, mögliche Störfaktoren auszuschließen. So wurde den Jungen beispielsweise vorgeschrieben, an den Untersuchstagen kein Koffein, Nikotin oder Alkohol zu sich zu nehmen. Außerdem wurde auf eine konstante Temperatur in den Schlafräumen und auf gleichbleibende Schlafenszeiten geachtet (vgl. Dworak et al. 2007). Hierdurch konnten einige Bias ausgeschlossen werden, sicherlich jedoch nicht alle. Ein einfaches Beispiel wäre, dass an einem der Untersuchstage ein Nachbar Lärm machte, wodurch der Schlaf beeinträchtigt worden sein könnte. Positiv zu bemerken ist, dass diese Studie den Kausalzusammenhang zweifelsfrei beweisen konnte. Das heißt, dass es bei diesem Versuchsaufbau nicht möglich war, dass es durch einen gestörten Schlaf zum vermehrten Fernseh- oder Computerspielkonsum kam.

Schlaf und passives Fernsehen
Eine randomisierte populationsbasierte Studie aus dem Jahr 2006, welche sich mit der Assoziation zwischen TV-Konsum und Schlaf bei fünf- bis sechsjährigen Kindern aus Finnland beschäftigt, legt nahe, dass die Wirkung von passivem TV Konsum keinesfalls missachtet werden darf. Nach dieser Studie gibt es sogar einen stärkeren Zusammenhang zwischen passivem Fernsehkonsum und Schlafproblemen, als es zwischen aktivem Fernsehkonsum und Schlafproblemen der Fall ist (vgl. Paavonen et al. 2006). Passiver TV Konsum findet statt, wenn der Fernseher läuft, jedoch nicht als primäre Aktivität des Kindes verfolgt wird (vgl. Zimmerman 2008). Die Gründe für die Schlafprobleme durch passiven TV Konsum sind bisher unerforscht, und es können nur indirekt Verbindungen hergestellt werden. Beispielsweise wurde belegt, dass Eltern den aktiven Fernsehkonsum eher kontrollieren als den passiven. Somit ist es naheliegend, dass der Inhalt der passiv verfolgten Sendungen gewaltvoller und nicht altersgerecht sein könnte, und die darauf folgenden Schlafstörungen durch eine Traumatisierung ausgelöst werden (vgl. Paavonen et al. 2006).

6.2 Schlaf und Computer

Die bereits im Teil 6.1 beschriebene Untersuchung von Van den Bulck (2004) untersuchte nicht nur den Zusammenhang von Schlaf und Fernsehen, sondern beschäftigte sich auch mit der Nutzung von Computern zum Spielen und zum Surfen im Internet und der Verbindung zum Schlafverhalten. Die bereits beschriebene Kohorte von 2546 flämischen Schülern und Schülerinnen der ersten und vierten Jahrgangsstufe wurde hierfür gefragt, wie häufig sie im Internet surfen und wie häufig sie Computerspiele spielen. Die Antworten konnten auf einer siebenstufigen Skala, welche von „nie" bis „mehr als viermal in der Woche" reichten, eingetragen werden. In einem zweiten Schritt wurden die Schüler und Schülerinnen zur Nutzungsdauer befragt. Hierfür gaben sie an, wie viele Minuten sie jeweils mit dem Computerspielen und Surfen im Internet verbrachten. Bei diesen Angaben wurden Wochentage, Freitage und Wochenendtage unterschieden. Außerdem gaben die Schüler und Schülerinnen an, ob sie in ihrem Zimmer über einen Computer verfügten, ob sie diesen zum Spielen nutzen konnten und ob dieser über einen Internetzugang verfügt. Von den Jungen der vierten Jahrgangsstufe gaben 43,7 % an, einen zum Spielen fähigen Computer im Zimmer zu besitzen, bei den Mädchen waren es nur 21,5%. Die Schüler und Schülerinnen mit eigenem Spielcomputer gingen an Wochentagen signifikant später ins Bett und außerdem standen diejenigen, die häufiger Computerspiele spielten, an Wochentagen früher auf, was zu einer verkürzten Schlafzeit an Wochentagen führt. Die Schüler und Schülerinnen, die häufiger am Computer spielten, litten außerdem häufiger unter Müdigkeit. Die Müdigkeit wurde mit der bereits im Teil 6.2 beschriebenen Skala gemessen. Auch die Schüler und Schülerinnen, die häufiger im Internet surften, gingen sowohl an Wochentagen als auch am Wochenende später ins Bett. Am Wochenende standen sie später auf als diejenigen, die weniger Zeit im Internet verbrachten. Insgesamt waren die häufigen Internetnutzer und Internetnutzerinnen auch häufiger müde. Der Effekt eines eigenen Internetzugangs im Zimmer war bei den Schülern und Schülerinnen der ersten Jahrgangsstufe kaum vorhanden und in der vierten Jahrgangsstufe gab es keine Schüler, die über Internetzugang verfügten, weshalb diese Variable für die weitere Untersuchung nicht berücksichtig wurde (vgl. Van den Bulck 2004). Da die Studie mittlerweile fast zehn Jahre alt und das Wireless Internet auf dem Vormarsch ist, kann davon ausgegangen werden, dass die Präsenz des Internetzugangs im Kinderzimmer zugenommen hat. Diese Tendenz kann auch die JIM-Studie bestätigen (mpfs 2012). Ein weiterer Mangel der Studie ist, dass für den Einfluss des Computers auf den Schlaf der Kausalzusammenhang nicht belegt werden kann, da es eine Querschnittstudie ist (vgl. Klemperer 2010).

Die im Teil 6.1 beschriebene Studie aus Deutschland hat ebenfalls einen Einfluss des Computerspielens auf den Schlaf festgestellt. Wie bereits beschrieben, wurden zehn Jungen untersucht. Um festzustellen, ob das Spielen ihren Schlaf beeinflusst, wurden die Jungen an einem der Untersuchstage aufgefordert, für 60 Minuten ein interaktives Rennspiel am Computer zu spielen. Dies geschah zwei bis drei Stunden vor dem Zubettgehen. Die polysomnographische Untersuchung des darauffolgenden Schlafes zeigte folgende Ergebnisse: Die Gesamtschlafzeit blieb im Vergleich zur Kontrollnacht unverändert, die Einschlafzeit verlängerte sich jedoch von durchschnittlich etwa zehn Minuten auf etwa 30 Minuten. Außerdem verlängerte sich in der Nacht nach dem Computerspielen die Zeit, die im Stadium 2 des Schlafes, also im Leichtschlaf verbracht wird. Das heißt, dass die beobachteten Jungen durchschnittlich länger brauchten, bis sie in den Tiefschlaf gefallen waren. Die Auswertung der Schlaftagebücher der Jungen mit Angaben zur Müdigkeit zeigten keine Veränderungen (vgl. Dworak et al. 2007). Insgesamt wurde gezeigt, dass der Spielkonsum der Jungen einen Einfluss auf den Schlaf der Jungen hatte und unter anderem die Einschlafzeit verlängerte. Die Einschränkungen der Studie wurden bereits im Teil 6.1 diskutiert, und da es keine bedeutenden Unterschiede für die Untersuchungslimitationen zum Fernsehkosum und Spielkonsum gab, werden sie hier nicht erneut aufgeführt.

Auch eine in Brasilien durchgeführte Studie beschäftigte sich mit dem Einfluss der nächtlichen Computernutzung auf den Schlaf von Jugendlichen. Es wurden 55 Jungen und 105 Mädchen zwischen 15 und 18 Jahren befragt. Die befragten Schüler und Schülerinnen gaben auf einem Fragebogen an, zu welcher Zeit sie den Computer nutzten und für wie viele Stunden. Außerdem wurde die Qualität ihres Schlafes mittels des Pittsburgh Schlafqualitätsindex erfasst. Der Index bewertet die Schlafqualität der letzten vier Wochen, wobei die Befragten ihre Schlafqualität per Selbstevaluation beurteilen. Das Ergebnis ist eine Punktzahl zwischen 0 und 20, wobei eine höhere Zahl für eine schlechtere Schlafqualität steht. Grundsätzlich spricht eine Punktzahl unter fünf für einen guten Schlaf und eine Punktzahl über fünf für einen schlechten Schlaf. Die Schüler und Schülerinnen gaben zu 35% an, den Computer nachts nie zu benutzen, und diejenigen, die ihn nachts nutzten, taten dies an Wochentagen zu 75,96% zwischen 18 und 6 Uhr. Am Wochenende beschäftigten sich 38% der Nutzer und Nutzerinnen zwischen 17 und 3 Uhr mit dem Computer. Die Mädchen waren in dieser Studie mit 62,5% die häufigeren Computernutzer. Der Vergleich von Computernutzung und Schlafqualitätsindex ergab ein durchschnittliches Ergebnis von 5 Punkten für die Schüler und Schülerinnen, die angaben, den Computer nie während der Nacht zu nutzen. Für diejenigen, die den Computer nachts nutzen, lag die durchschnittliche Punktzahl bei 6,2 (vgl. Mesquita et al. 2007). Dieses Ergebnis sagt aus, dass die befragten Schüler und Schülerinnen alle unter mangelnder Schlafqualität leiden, wobei sich diejenigen, die den Computer nicht nachts nutzen, direkt am Grenzbereich des schlechten Schlafes befinden. Diejenigen, die nachts den Computer nutzen, haben eine schlechtere Schlafqualität, als die, die es nicht tun. Die Studie hat jedoch einige Limitationen. Zunächst ist zu bemängeln, dass auch hier der Kausalzusammenhang nicht geklärt ist. Die Schlafqualität wurde retrospektiv bewertet, wobei nicht bewiesen ist, dass der Computer in der Zeit, in der der Schlaf bewertet wurde, im selben Maße genutzt wurde, wie zum Zeitpunkt der Befragung. Es ist zwar unwahrscheinlich, dass sich die Computergewohnheiten der Schüler und Schülerinnenüber den Zeitraum von einem Monat geändert haben, auszuschließen ist es jedoch auch nicht. Des Weiteren ist eine Repräsentativität der Studie nicht gegeben, da insgesamt nur 160 Schüler und Schülerinnen befragt wurden.

6.3 Schlaf und Nutzung von Mobiltelefonen

Eine belgische prospektive Kohortenstudie aus dem Jahr 2007 untersuchte, in welchem Ausmaß Jugendliche ihre Mobiltelefone zum Austausch von Kurznachrichten und zum Telefonieren während der Nacht nutzen und in welchem Zusammenhang dies zur Müdigkeit während des Tages steht. Genau wie in der zuvor beschriebenen Studie aus Belgien wurden auch hier Schüler und Schülerinnen des ersten und des vierten Jahrgangs aus 15 flämischen Sekundarschulen untersucht. Die erste Befragung richtete sich an insgesamt 2449 Schüler und Schülerinnen. Die Befragten der ersten Jahrgangsstufe waren durchschnittlich 13,7 Jahre alt und die der vierten 16,9. Mädchen machten hierbei einen Anteil von 47,9% aus. Bei dieser ersten Befragung wurde untersucht, wie häufig die Jugendlichen ihre Mobiltelefone während der Nacht nutzten. Als zeitlicher Indikator der Nacht wurde die Zeit nachdem das Licht ausgeschaltet wurde gewählt. Auf einer fünfstufigen Skala markierten die Schüler und Schülerinnen, wie häufig sie während der Nacht ihre Mobiltelefone für folgende Optionen nutzten: a) Empfangen von Kurzmitteilungen b) Senden von Kurzmitteilungen c) Anrufe empfangen d) Anrufe tätigen. Die Häufigkeit wurde in die Stufen 1) nie, 2) ein- bis dreimal im Monat, 3) einmal in der Woche, 4) mehrmals die Woche und 5) jede Nacht untergliedert. Die Teilnehmer und Teilnehmerinnen wurden außerdem zu den genaueren Zeitpunkten der Mobiltelefonnutzung während der Nacht befragt. Dabei konnten sie abermals zwischen fünf Kategorien wählen. Zur Auswahl standen A) direkt nach dem Lichtausschalten, B) zwischen 0 und 3 Uhr morgens, C) zischen 3 und 4 Uhr morgens, D) nach 6 Uhr morgens und E) zu jeder Zeit. Nach einem Jahr wurde dieselbe Kohorte zu ihrer Müdigkeit befragt, wobei es einen Loss-to-follow-up von 28,8% gab, welcher hauptsächlich auf Schulwechsel zurückzuführen ist. Die verbliebenen Schüler und Schülerinnen markierten auf einer Skala, wie müde sie sich zu bestimmten Zeiten fühlten. Die Skala reichte von -5 (=gar nicht müde) bis +5 (=sehr müde). Die Ergebnisse zeigten, dass die nächtliche Nutzung von Mobiltelefonen unter den Befragten weit verbreitet ist. Mehr als die Hälfte der Schüler und Schülerinnen empfängt oder sendet mindestens einmal pro Monat Kurznachrichten nach dem Lichtausschalten und etwa ein Fünftel tut dies mehrmals in der Woche. Anrufe wurden von 28,9% mehrmals im Monat getätigt und von 6,7% mehrmals in der Woche. Zu über 50% wurden Kurznachrichten direkt nach dem Lichtausschalten ausgetauscht. Auch bei dem Tätigen von Anrufen fanden diese zu 58% direkt nach dem Ausschalten des Lichts statt. Immerhin 18,6% gaben an, Kurznachrichten zu jeder Zeit in der Nacht auszutauschen und für Anrufe lag der Wert bei 20,2%. Die Verbindung zur Müdigkeit wurde in dieser Studie sehr deutlich. Diejenigen, die ihr Mobiltelefon mindestens einmal im Monat während der Nacht nutzten, zeigten eine doppelt so hohe Wahrscheinlichkeit „sehr müde" zu sein, als diejenigen, die ihr Telefon nie nachts nutzten. Eine wöchentliche Nutzung des Telefons brachte ein dreifach erhöhtes Risiko und eine mehrmals wöchentliche Nutzung brachte ein fünffach erhöhtes Risiko „sehr müde" zu sein, im Vergleich zu der Gruppe, die ihr Telefon nie während der Nacht nutzte. Bei dieser Studie ist es möglich, dass die Schüler und Schülerinnen bei bestimmten Angaben unter- oder übertrieben haben, es sind jedoch keine plausiblen Erklärungen bekannt, die zu einem Bias der sozialen Akzeptanz führen würden. Auch der Kausalzusammenhang von Mobiltelefonnutzung und Schlaf ist zufriedenstellend belegt. Es wäre möglich, dass Schlaflosigkeit dazu führt, dass Jugendliche ihr Telefon zum Senden von Kurznachrichten oder Tätigen von Anrufen nutzen. Das Empfangen von Anrufen oder Nachrichten könnte jedoch nur als Grund für die Schlaflosigkeit dienen, wenn davon ausgegangen wird, dass es durch einen Cluster vieler unter Schlaflosigkeit leidender Jugendlicher ausgelöst wurde, der dann miteinander kommuniziert. Es scheint jedoch naheliegender, dass die Jugendlichen durch die Kommunikation per Mobiltelefon wachgehalten werden, als dass schlaflose Jugendliche aus Langeweile nachts kommunizieren (vgl. Van den Bulck 2007).

6.4 Diskussion

Die untersuchten Studien erfassten teilweise nur bestimmte Aspekte der Medien-nutzung. Die Studien zur Computernutzung beschränkten sich auf die Nutzung zum Spielen und zum Surfen im Internet. Andere Aspekte, wie beispielsweise das Bear-beiten von Schulaufgaben am Computer, wurden nicht untersucht. Auch die Studie zur Nutzung des Mobiltelefons beschränkte sich auf die Funktionen zum Telefonie-ren und zum Austausch von Kurznachrichten. Andere Nutzungsmöglichkeiten von Mobiltelefonen, wie beispielsweise das Surfen im Internet oder Spielen, wurden nicht beachtet. Es kann somit nur ein Eindruck über bestimmte Aspekte des Medi-enkonsums gewonnen werden. Aufgrund der unterschiedlichen Versuchsaufbauten lassen sich keine Vergleiche zum Einfluss auf den Schlaf zwischen den verschie-denen Medien durchführen. Die Evaluation der Studien hat gezeigt, dass es Asso-ziationen zwischen Medienkonsum und unregelmäßigen Schlafenszeiten mit ver-ringerter Schlafdauer und vermehrter Müdigkeit gibt. Einige Studien zeigten eine signifikant längere Einschlafdauer nach dem Medienkonsum. Leider konnte nur eine der sieben Studien den Kausalzusammenhang eindeutig beweisen, diese Studie von Dworak et al. (2007) wies jedoch andere erhebliche Limitationen, wie beispielsweise eine sehr kleine Stichprobe, auf. Die anderen Studien konnten häu-fig nur vermuten lassen, dass es wahrscheinlich der Medienkonsum ist, der die Schlafprobleme auslöst. Es konnte jedoch nicht ausgeschlossen werden, dass die-jenigen Kinder und Jugendliche, die mehr Fernsehen oder Computerspielen, dies tun, weil sie nicht einschlafen können. Es ist auch möglich, dass diejenigen Kinder und Jugendliche, die grundsätzlich erst spät zu Bett gehen, die wache Zeit mit dem Medienkonsum verbringen. Interessanterweise haben verschiedene Befragungen von Eltern sogar ergeben, der Hauptgrund für einen Fernseher im Kinderzimmer ist, dass dieser den Kindern angeblich beim Einschlafen hilft (vgl. Garrison et al. 2011). Eine weitere mögliche Erklärung für den Zusammenhang von Schlaf und Medienkonsum ist, dass sich die Erziehung von den denjenigen Kindern, welche mehr Medien konsumieren, von denen unterscheiden, die weniger konsumieren. Es ist naheliegend, dass die Eltern, die weniger Regeln aufstellen und ihren Kindern generell mehr Freiheiten lassen, auch den Medienkonsum ihrer Kinder nicht limitieren. Weiter ist es anzunehmen, dass es in dieser Erziehungssituation auch weniger Regeln zu den Schlafzeiten der Kinder gibt. Es wäre also möglich, dass die eigentliche Ursache für die Schlafprobleme dieser Kinder eine nicht angemessene Schlaferziehung ist, und der Medienkonsum nur einen Nebeneffekt darstellt (vgl. Thompson et al. 2005).

Eine von Zimmerman (2008) diskutierte Hypothese ist, dass Medien körperliche Bewegung ersetzten. Sportliche Aktivitäten und andere Formen der körperlichen Tätigkeit sind jedoch ein wichtiger Faktor für einen guten Schlaf. Es ist naheliegend, dass diejenigen Kinder und Jugendliche, die weniger Zeit mit dem Konsum von Medien verbringen, ihre Freizeit mit anderen Dingen, wie beispielsweise Sport, füllen. Es wäre also möglich, dass der Medienkonsum anstelle von sportlichen Betätigungen in den Vordergrund rückt. Somit ist es auch denkbar, dass nicht der eigentliche Medienkonsum Schlafprobleme verursacht, sondern der durch den Medienkonsum verursachte Bewegungsmangel (vgl. Zimmerman 2008). Dies sind jedoch nur Spekulationen, denen bisher keine aufklärenden Beweise aus Studien zugrunde liegen.

Neben diesen Hypothesen, die darlegen, dass die Assoziationen zwischen Schlaf und Medienkonsum möglicherweise durch verschiedene Bias beeinträchtigt sein könnten, gibt es auch zahlreiche Faktoren, die dafür sprechen, dass die Veränderungen des Schlafes tatsächlich durch den Medienkonsum ausgelöst wurden. Ein Argument, dass für die schlafstörenden Eigenschaften von Medien spricht, ist deren Zeitstruktur. Medien wie das Internet, Spielekonsolen und Handys haben kein strukturiertes Zeitprofil und es gibt keinen definierten Anfangs- oder Endzeitpunkt bei der Nutzung. Das Fernsehen hat zwar durch das Ende einer Sendung einen Endpunkt, die Produzenten versuchen jedoch vermehrt, diesen Endpunkt durch Werbung für die folgende Sendung zu übertönen und die Zuschauer somit zum

Weitergucken zu animieren. Stärker noch trifft das Problem der Zeitlosigkeit auf das Internet zu. Das Internet kennt keinen Anfang und kein Ende und die Nutzer müssen sich somit aktiv zum Beenden der Nutzung entscheiden. Auch bei elektronischen Spielen, die teilweise eine Spieldauer von mehreren Stunden aufweisen, fällt es häufig schwer, ein Ende zu finden. Zudem haben die meisten Spiele ein großes Suchtpotential und durch den spannenden Aufbau werden die Kinder und Jugendlichen zum Weiterspielen motiviert (vgl. Frölich/ Lehmkuhl 2012). Sämtliche Medien haben somit das Potential, den Schlaf immer weiter hinauszuzögern und zeitlich zu verschieben. Es ist nicht auszuschließen, dass es bei starken Verschiebungen des Schlafes über mehrere Stunden zu physiologischen Desynchronisationen kommt. Dieser Aspekt ist besonders bei Jugendlichen, welche durch die Eltern keine Regeln zum Medienkonsum mehr einhalten müssen, von Bedeutung (vgl. Zimmerman 2008). Auch die Helligkeit der Bildschirme hat einen negativen Einfluss auf den Schlaf. Schlaf und Müdigkeit werden durch ein Zusammenspiel verschiedener physiologischer Vorgänge hervorgerufen. Die Zunahme der Melatonin Produktion am Abend spielt hierbei eine entscheidende Rolle. Es ist bewiesen, dass die Melatonin Produktion durch Lichtverhältnisse gesteuert wird, und somit tritt die Hypothese auf, dass auch die Helligkeit bei der Benutzung bestimmter Medien reicht, um die Melatonin Produktion zu beeinflussen, und somit zu einem späteren Schlaf führen. Dies gilt insbesondere für Medien, bei denen sich der Nutzer besonders nahe an der Lichtquelle befindet, wie beispielsweise beim Computer oder Smartphone. Da sich die Intensität des Lichtes mit dem Abstand von der Quelle verringert, reicht das Licht, welches durch einen Fernseher ausgestrahlt wird, in der Regel nicht aus, um die Produktion von Melatonin zu beeinflussen. Anders ist es, wenn sich der Fernseher unangemessen nahe zum Nutzer befindet, wie es häufig bei einem im Kinderzimmer aufgestellten Fernseher der Fall ist (vgl. Zimmerman 2008, Thompson et al. 2005). Neben der Bildschirmhelligkeit und der Zeitstruktur der Medien ist es oft auch der Inhalt, welcher schlafstörende Reaktionen auslöst. Der Konsum aufregender oder gewaltvoller Medien ist nachweislich mit physiologischen Veränderungen assoziiert. So kommt es während des Ansehens eines aufwühlenden Films zu Stressreaktionen des Körpers und zur Ausschüttung von Stresshormonen. Diese Reaktionen wiederum werden mit langen Einschlafzeiten und einer schlechten Schlafqualität assoziiert. Gerade jüngere Kinder scheinen auf Gewalt in den Medien sensibel zu reagieren und es ist naheliegend, dass es durch die Konfrontation mit dieser Gewalt zu Albträumen kommt, was wiederum die Schlafqualität mindert (vgl. Zimmerman 2008).

Abschließend kann gesagt werden, dass durch den Aufbau der beschriebenen Studien nicht ausgeschlossen werden kann, dass verschiedene Bias die Ergebnisse beeinflussten. Es gibt jedoch auch zahlreiche Argumente, welche die Studienergebnisse unterstützen und für einen negativen Einfluss der Medien auf den Schlaf von Kindern und Jugendlichen sprechen. Um eindeutige Ergebnisse zu erhalten, die den Kausalzusammenhang zweifelsfrei belegen können, ist es notwendig, randomisierte kontrollierte Studien durchzuführen (vgl. Klemperer 2012). Auch in Bezug auf die Auswirkungen bestimmter Inhalte auf den Schlaf muss die Forschung weiter vorangetrieben werden, denn der Einfluss verschiedener Kontexte wurde bisher nicht auseichend differenziert untersucht. Ebenso hat die Studie von Paavonen et al. (2006) darauf aufmerksam gemacht, dass der Einfluss des passiven TV Konsums weiter thematisiert werden sollte. Zukünftige Studien sollten insbesondere auch jüngere Kinder in den Fokus nehmen, da diese die Fähigkeit zwischen Realität und Fiktion zu unterscheiden noch nicht entwickelt haben, und somit besonders sensibel auf Aggressionen und Gewalt in den Medien reagieren (vgl. Paavonen et al. 2006).

7. Auswirkungen des Einflusses von Medienkonsum auf den Schlaf

Im vorherigen Abschnitt dieser Arbeit wurde gezeigt, dass der Medienkonsum mit Veränderung des Schlafverhaltens bei Kindern und Jugendlichen assoziiert wird. In diesem Abschnitt wird geklärt, welche Folgen dies für Kinder und Jugendliche mit sich bringt. Im Rahmen dieser Arbeit wird nur auf die Folgen für die schulische Leistungsfähigkeit, als Merkmal der geistigen Gesundheit, und der Körperkomposition, als Merkmal der körperlichen Gesundheit, eingegangen. Der Aspekt der schulischen Leistungsfähigkeit wurde ausgewählt, da er bisher im Vordergrund der Forschung steht. Außerdem sind die schulischen Leistungen im Leben von Kindern und Jugendlichen ein zentrales Thema. Die Folgen für die Körperkomposition werden erläutert, da Übergewicht ein zentraler Risikofaktor für Diabetes mellitus, Bluthochdruck und weitere kardiovaskuläre Erkrankungen ist (vgl. Frölich/Lehmkuhl 2012). Der Medienkonsum wird in diesem Teil hauptsächlich auf den Fernsehkonsum und das Computerspielen begrenzt bleiben, da diese Aspekte auch bisher im Fokus dieser Arbeit standen.

7.1 Medienkonsum und schulische Leistungsfähigkeit

Für die kognitive Entwicklung von Kindern und Jugendlichen birgt der Konsum von elektronischen Medien sowohl Risiken als auch Potentiale. Befürworter von Computerspielen und Internet argumentieren, dass die Nutzung von bestimmten Computerspielen, welche Unterrichtsthemen aufgreifen, zu einer erhöhten Lernbereitschaft führen können. Die multimediale und abwechslungsreiche Gestaltung von Computerspielen kann die Leistungsbereitschaft steigern und insbesondere bei schwächeren Schülern und Schülerinnen die angestoßenen Lernprozesse festigen. Außerdem können durch das Computerspielen spezifische visuelle Fähigkeiten verbessert werden. Das räumliche Vorstellungsvermögen, welches auch im Fach Mathematik benötigt wird, ist ein Beispiel hierfür (vgl. Frölich/Lehmkuhl 2012). Der negative Einfluss der Mediennutzung auf schulische Leistungen wird bei der Betrachtung der Forschungsergebnisse des kriminologischen Forschungsverbund Niedersachsen e.V. deutlich. Dieser untersucht seit nunmehr neun Jahren den Zusammenhang von Mediennutzung und schulischen Leistungen von Kindern und Jugendlichen. Die PISA Ergebnisse der Jahre 2000, 2003 und 2006 dienen als einer der Maßstäbe zur Messung der schulischen Leistungen. In Deutschland ist die Schere zwischen leistungsstarken und leistungsschwachen Schülern und Schülerinnen so hoch wie in nahezu keinem anderen Land. Bisher standen Aspekte wie Migrationshintergrund oder soziale Herkunft im Vordergrund zur Erklärung der Leistungsunterschiede. Die Medienausstattung und der Medienkonsum von Kindern und Jugendlichen als Erklärung für Leistungsunterschiede werden erst seit einigen Jahren erforscht. Bisher liegen hauptsächlich Querschnittsstudien zu diesem Thema vor. Diese belegen, dass ein erhöhter Medienkonsum die Zeit für das Lernen und die Hausaufgaben verringert, was mit einem Abfall der schulischen Leistungen einhergeht. Des Weiteren verdrängt der Medienkonsum die körperliche Aktivität von Kindern und Jugendlichen. Diese jedoch hat eine anregende Wirkung auf die kognitive Fähigkeit und somit birgt eine Bewegungsarmut auch das Risiko von schlechten Schulleistungen. Konkrete Messergebnisse ergeben sich aus einer Schülerbefragung aus dem Jahr 2005. Diese zeigt, dass Viertklässler, die keinen eigenen Fernseher oder eine eigene Spielekonsole besitzen, welche in ihren Zimmer aufgestellt ist, in den Schulfächern Deutsch, Sachkunde und Mathematik besser abschneiden als die Vergleichsgruppe, welche entsprechende Medien besitzt. Noch deutlicher zeigen sich die Unterschiede bei der Erfassung der Nutzungshäufigkeit und des Inhalts. Hierfür wurden Jungen befragt, welche USK 16 und USK 18 Spiele nutzen. Das sind Spiele, die erst ab 16 bzw. 18 Jahren freigegeben sind. Die Befragung hat gezeigt, dass sich Schulnoten mit wachsender Spieldauer verschlechtern. Dieses Ergebnis ist bei USK 18 Spielen noch deutlicher als bei USK 16 Spielen. Die Mediennutzung sowie schulische Leistungen sind von zahlreichen weiteren Einflussfaktoren abhängig. Insbesondere die ethnische Zugehörigkeit, der Bildungshintergrund und das Familienklima spielen hierbei eine Rolle. Um diese Faktoren als Confounder ausschließen zu können, wurde sich in einer weiteren Befragung auf einheimische deutsche Jungen konzentriert, welche aus einer Familie mit mittleren und höherem Bildungsstand stammen, die das Gefühl haben, von ihren Eltern geliebt zu werden und innerhalb des letzten Monats keine Gewalt durch ihre Eltern erfuhren. Auch für diese Jungen zeigte sich ein erheblicher negativer Einfluss des Computerspielens auf die Schulleistungen. Die Jungen, die aussagten häufig USK 18 Spiele zu nutzen, erreichten im Durchschnitt um 0,5 bis 0,7 Punkte schlechtere Noten als diejenigen Jungen, die nie USK 18 Spiele spielen (vgl. Pfeiffer et al. 2007; Klemperer 2012). Zusammenfassend kann gesagt werden, dass elektronische Medien, wie Computerspiele, einerseits dazu beitragen können, spezifische kognitiven Fähigkeiten zu verbessern, insgesamt jedoch potentielle Auslöser von schlechten schulischen Leistungen sind.

Die möglichen Erklärungen für den negativen Einfluss der Mediennutzung auf die schulischen Leistungen sind zahlreich. Einige Erklärungen wurden bereits angesprochen, so zum Beispiel, dass die Mediennutzung die Zeit zum Lernen verdrängt. Es wurde nachgewiesen, dass Kinder, die regelmäßig Computer spielen, 30% weniger Zeit zum Lesen und 34% weniger Zeit zum Erledigen von Hausaufgaben aufbringen als die Vergleichsgruppe, welche nicht regelmäßig den Computer nutzt (vgl. Frölich/Lehmkuhl 2012). Ein weiterer Erklärungsansatz ist, dass gelernte Inhalte verfestigt werden müssen, um dauerhaft im Gedächtnis verankert zu werden. Emotionen können diesen Prozess stören. Der Konsum von gewaltvollen Medien, welche Emotionen auslösen, kann also dafür sorgen, dass sich gelernte Inhalte

nicht im Gedächtnis festigen (vgl. Frölich/Lehmkuhl 2012). Weiterhin wird angenommen, dass der regelmäßige Konsum von emotional belastenden Medien
grundlegende Informationsverarbeitungsvorgänge negativ beeinflusst. Auch die
Konzentrationsleistung wird negativ beeinflusst. Der kriminologische Forschungsverbund Niedersachsen e.V. führte hierzu ein gedächtnispsychologisches Experiment durch. In diesem Experiment wurde der Einfluss verschiedener Freizeitaktivitäten auf die Konzentrationsleistung gemessen. Hierfür wurden 360 Probanden
untersucht. Diese waren zwischen 18 und 25 Jahren alt. Männer und Frauen, höhere und niedrigere Bildungsschichten und Nie-, Gelegenheits- und Vielspieler waren zu gleichen Anteilen vertreten. Jeder Teilnehmer und jede Teilnehmerin wurde
zufällig einer Freizeitaktivität zugeordnet. Zur Messung der Konzentrationsleistung
lösten die Probanden einfache Mathematikaufgaben. Dies taten sie sowohl vor, als
auch nach der ihnen zugeordneten Freizeitaktivität. Bei der Ergebnisauswertung
ergab sich für die Messung vor der Freizeitaktivität kein signifikanter Unterschied
der Konzentrationsleistung zwischen den verschiedenen Gruppen. Die Messung
nach der Ausführung der Freizeitaktivitäten zeigte jedoch zwei signifikante Unterschiede zwischen den Gruppen. Zum einen wurden von der Probanden, welche
nicht mediale Freizeitaktivitäten nachgegangen waren, bessere Testergebnisse
erzielt als von denjenigen, die Medien mit gewaltvollen Inhalt konsumiert hatten.
Zum anderen zeigte sich, dass die Intensität des Unterhaltungserlebens von signifikanter Bedeutung ist. Beides zusammen führt zu dem Ergebnis, dass die Probanden, die einer nicht medialen Freizeitaktivität, wie beispielsweise Tischtennis,
nachgegangen waren, eine um 50% bessere Konzentrationsleistung erzielten, als
diejenigen, die vorher mit ausgeprägter Spielfreude ein Computerspiel mit gewaltvollen Inhalt spielten. Die Konzentrationsmessung fand etwa fünf Minuten nach der
Freizeitaktivität statt und es bedarf weiterer Forschung, um sagen zu können, ob
die beobachteten Effekte auch langfristig Informationsverarbeitungsprozesse beeinflussen (vgl. Pfeiffer et al. 2007). Dieses Experiment ist nicht repräsentativ für
die Zielgruppe dieser Arbeit, welche sich mit Kindern und Jugendlichen beschäftigt.
Dennoch konnte nachgewiesen werden, dass es einem kausalen Zusammenhang
zwischen Medienkonsum und kognitiven Fähigkeiten gibt, bei dem der Medienkonsum ursächlich auf die kognitiven Fähigkeiten wirkt (vgl. Klemperer 2012).

Zusammenfassend kann gesagt werden, dass der Konsum von gewaltvollen Medien als Risikofaktor für schlechte schulische Leistung gilt, da er Emotionen auslöst, welche kürzlich angeeignete Gedächtnisinhalte löschen oder blockieren können. Zudem beeinträchtigt auch der Konsum nicht gewaltvoller Medien die Schulleistungen, was hauptsächlich auf die fehlende Zeit für das Lernen und für die Hausaufgaben zurückzuführen ist (vgl. Pfeiffer et al. 2007; Frölich/Lehmkuhl 2012).

7.2 Schlaf und schulische Leistungsfähigkeit

Eine Veränderung des Schlafes, wie beispielsweise ein verspätetes Einschlafen, bringt eine Störung der Schlafzyklen mit sich. Auch wenn die Gesamtschlafdauer unverändert bleibt, kommt es zu Abweichungen im Ablauf der Schlafstadien. Eine Verkürzung des Anteils der Tiefschlafphase ist ein Beispiel hierfür. Eine Störung der Schlafzyklen beeinflusst die Funktion von Muskeltonus, Atmung, Herzschlag, Blutdruck, Hormonhaushalt und Stoffwechsel. Somit wird die Erholungsfunktion des Schlafes geschwächt. Dies wiederum führt zu Beeinträchtigungen der Wachphase, welches sich durch Unwohlsein, Schläfrigkeit und Leistungsdefiziten äußert (vgl. Penzel et al. 2005).

Eine in Quebec durchgeführte Langzeitstudie untersuchte den Zusammenhang von Schlafdauer und kognitiven Fähigkeiten von Kindern. Es wurden 2223 Familien mit fünf Monate alten Kindern rekrutiert. Nach Ausfall einiger Familien wurden am Ende die Ergebnisse von 1124 Kindern in der Studie evaluiert. Der Schlaf der Kinder wurde im Alter von zweieinhalb, dreieinhalb, vier, fünf und sechs Jahren gemessen. Hierfür wurde sich auf die Angaben der Eltern zur durchschnittlichen nächtlichen Schlafdauer ihres Kindes verlassen. Die Kinder wurden später einer von vier Schlafkategorien zugeordnet. In die Kategorie 1 wurden Kindern mit einem gleichbleibend kurzem Schlaf eingeordnet. Dies waren Kinder, die im gesamten Messzeitraum weniger als zehn Stunden schliefen. Kinder, die im frühen Kindesalter wenig schliefen, die Schlafdauer jedoch nach dem Erreichen des 41. Lebensmonats zunahm, wurden der Kategorie 2 zugeordnet. In die Kategorie 3 fielen Kindern mit einer gleichbleibenden Schlafdauer von etwa zehn Stunden und in die Kategorie 4 Kinder mit einer gleichbleibenden Schlafdauer von etwa elf Stunden. Die kognitiven Fähigkeiten der Kinder wurden mittels zwei verschiedener Testverfahren ermittelt. Im Alter von rund fünf Jahren wurden die Kinder dem sogenannten Paebody Picture Vocabulary test - Revised (PPVT-R) unterzogen. Den Kindern werden in diesem Test Wörter vorgelesen und sie müssen eins von vier Bildern auswählen, welches dem Wort am ehesten entspricht. Es gibt zu jedem Wort ein richtiges Bild und entsprechend der Richtigkeit ihrer Bildauswahl wird den Kindern eine Punktzahl zugeordnet. Mit etwa sechs Jahren wurde mittels der Wechsel Intellegence Scale for Children (WISC III) die nonverbale intellektuelle Intelligenz der Kinder gemessen. Die Berechnungen ergaben, dass diejenigen Kinder, die der Kategorie 1 zugeordnet wurden und somit eine durchschnittliche Schlafdauer unter zehn Stunden aufwiesen, zu 41% ein schlechtes Ergebnis im PPVT-R erzielten. Die Kinder der Kategorie 2 mit zehn Stunden Schlaf erzielten nur zu 17,3% ein schlechtes Ergebnis und die Kinder mit elf Stunden Schlaf nur zu 13,5%. Bei dem Test mittels WISC III zeigte sich ein interessantes Ergebnis: Die Kinder der Gruppen 1, 2 und 4 erzielten zu jeweils 23,8%, 17,3% und 21,% ein schlechtes Testergebnis. Interessanterweise erzielten diejenigen Kinder der Kategorie 3 zu 41,2% ein schlechtes Testergebnis und waren somit die schwächste Gruppe. Dieses Ergebnis ist sehr aufschlussreich, denn die Kinder der Kategorie 3 schliefen nur in den ersten Lebensmonaten wenig und die Schlafdauer normalisierte sich ab dem 41. Lebensmonat und war somit zum Zeitpunkt der Tests im Alter von fünf und sechs Jahren nicht mehr verkürzt. Dieses Ergebnis lässt vermuten, dass der Schlaf besonders in den ersten Lebensmonaten wichtig ist, um kognitive Fähigkeiten zu entwickeln. Bekommt ein Kind in der ersten Lebensphase nicht ausreichend Schlaf, können möglicherweise entscheidende Verluste entstehen, die auch durch eine spätere Normalisierung zur ausreichenden Schlafdauer nicht ausgeglichen werden können. Denkbare psychosoziale Confounder wie beispielsweise der Bildungsstand der Eltern, niedriges Geburtsgewicht und ähnliches wurden in dieser Studie ausreichend berücksichtigt (vgl. Touchette et al. 2007). Da die Teilnehmer ausnahmslos aus der Region Quebec stammen, ist nicht geklärt, wie repräsentativ die Kohorte ist. Mit Ausnahme der Tatsache, dass die Schlafdauer durch Befragung der Eltern erfasst wurde, was das Potential eines Informations-Bias birgt, zeigt diese Studien keine weiteren bedeutsamen Limitationen (vgl. Razum et al. 2012).

Zur Erklärung des Einflusses des Schlafes auf die kognitiven Fähigkeiten bedarf es der Betrachtung von grundlegenden Mechanismen, welche sich im Schlaf abspielen. Für die Gehirnreifung, die Informationsverarbeitung und für die Festigung von Gelerntem im Gehirn spielt der Schlaf eine entscheidende Rolle. Es wird angenommen, dass neue Informationen, welche bisher nur zwischengespeichert wurden, während des Schlafens ins Langzeitgedächtnis überführt werden. Ein schlechter oder verkürzter Schlaf kann dazu beitragen, dass dieser Prozess nicht oder nur unvollständig ausgeführt werden kann. Des Weiteren dient der Schlaf der Erholung und eine unzureichende Erholung führt zur Tagesschläfrigkeit sowie einer verminderten Aufmerksamkeit, welche zur Aufnahme von Informationen in der Schule unabdingbar ist (vgl. Schlarb et al. 2012).

7.3 Medienkonsum, Schlaf und Körperkomposition

Über den Zusammenhang von Fernsehkonsum und Computerspielen und körperlicher Gesundheit gibt es einschlägige Studienergebnisse. Diese belegen einen Zusammenhang von Bewegungsmangel und Übergewicht, welcher in allen Altersklassen von Kindern und Jugendlichen besteht. Untersuchungen ergaben, dass der relevante Faktor für die Entstehung von Übergewicht durch Medienkonsum ein ungünstiges Verhältnis von Kalorienzufuhr und Energieverbrauch ist (vgl. Frölich/Lehmkuhl 2012). Unter Übergewicht versteht man ein erhöhtes Körpergewicht, welches durch eine über das Normalmaß hinausgehende Vermehrung des Körperfettanteils ausgelöst wird. Wird hierbei eine bestimmte Grenze überschritten, liegt die Krankheit Adipositas vor (vgl. Pfeiffer et al. 2007; Benecke/Vogel 2005).

Eine Untersuchung des kriminologischen Forschungsinstitut Niedersachsen e.V., welche im Rahmen einer Schülerbefragung von Viertklässlern stattfand, hat hierzu ihre Messergebnisse veröffentlicht. Demnach leiden im Jahr 2007 2,4% der Schüler und Schülerinnen, welche weder Fernseher noch Spielkonsole besitzen, unter Adipositas. Unter Übergewicht leidet diese Gruppe zu 9,5%. Die Schüler und Schülerinnen, die sowohl einen Fernseher als auch eine Spielkonsole besitzen, leiden zu 19,4% an Übergewicht und zu 7,8% an Adipositas. Erklärt werden kann dieses Phänomen durch verschiedene Wirkungsmechanismen. Zum einem steht durch die

Mediennutzung weniger Zeit für körperliche Aktivität zur Verfügung. Weiterhin kommt es durch langes Sitzen während des Medienkonsums zu einer Verringerung des Körperstoffwechsels und zudem gibt es ein Zusammenspiel von Mediennutzung und Fehlernährung. Diese wird nicht zuletzt durch das Werben für ungesunde Nahrungsmittel auf Kindersendern unterstützt. Ferner ist anzunehmen, dass durch die Nahrungsaufnahme während des Fernsehens oder Computerspielens die Kontrolle über die Menge, die gegessen oder getrunken wird, abnimmt. Außerdem wurde im Teil 6 dieser Arbeit gezeigt, dass der Medienkonsum das Potential besitzt, den Schlafrhythmus zu beeinflussen und somit die Schlafzeit zu verringern. Die daraus resultierende Müdigkeit vermindert die Motivation zu körperlicher Aktivität (vgl. Frölich/Lehmkuhl 2012). Der Schlafentzug führt jedoch nicht nur zur weniger körperlicher Aktivität, sondern ist auch als alleiniger Faktor ausschlaggebend zur Regulation eines gesundes Körpergewichts. In einem Review aus dem Jahr 2012 wurden Ergebnisse präsentiert, welche beispielsweise zeigen, dass ein verkürzter Schlaf bei fünf- bis elfjährigen Kindern einen erhöhten BMI im Erwachsenenalter von 32 Jahren vorhersagt (vgl. Barlett et al. 2012). BMI steht für Body Mass Index und wird berechnet, indem das Körpergewicht durch die quadrierte Körpergröße geteilt wird (vgl. Silva et al. 2011). Auch eine italienische Studie beschäftigt sich mit dem Einfluss des Schlafes auf den BMI. Für diese prospektive Kohortenstudie wurden Kinder zwischen sechs und zwölf Jahren rekrutiert. Der Schlaf der Kinder wurde mittels polysomnographischer Untersuchung analysiert und ihr BMI wurde berechnet. Dies geschah für die Erstuntersuchung und die Zweituntersuchung, welche etwa fünf Jahre später stattfand, als die Teilnehmer und Teilnehmerinnen entsprechend zwischen 10 und 18 Jahren alt waren. Insgesamt konnten die Ergebnisse von 304 Teilnehmern und Teilnehmerinnen untersucht werden. Jungen und Mädchen waren zu etwa gleich großen Anteilen vertreten. Die Kinder und Jugendlichen wurden Schlafkategorien zugeordnet. Wenig Schlaf wurde definiert als weniger als 7,5 Stunden pro Nacht. Dauerte der Schlaf zwischen 7,5 und 9 Stunden pro Nacht, wurde er der Kategorie des mittellangen Schlafes zugeordnet. Ein Schlaf von mehr als 9 Stunden pro Nacht wurde als langer Schlaf definiert. Insgesamt ist der durchschnittliche BMI Wert von der Erst- zur Zweituntersuchung gestiegen. Bei der Erstuntersuchung wurden 14,1% der Kinder als Übergewichtig klassifiziert und bei der Zweituntersuchung waren es 19,1%. Die Schlafenszeit der Kinder und Jugendlichen hat von der Erst- zur Zweituntersuchung abgenommen. Bei der ersten Untersuchung fielen 25,3% der Kinder in die Kategorie des langen Schlafes, bei der zweiten Untersuchung waren es nur 10,5%. Die prozentuale Zahl der Kinder und Jugendlichen, welche weniger als 7,5 Stunden pro Nacht schlafen, stieg von 24,4% auf 53,2%. Dies sind signifikante Unterschiede. Kinder und Jugendliche, welche bei der Zweituntersuchung weniger als 7,5 Stunden schliefen, hatten mit 22,5 einen signifikant höheren BMI Wert als die Probanden, welche mehr als 9 Stunden schliefen und einen BMI Wert von 20,9 aufwiesen. Kinder, welche bei der Erstuntersuchung wenig schliefen, waren bei der Zweituntersuchung zu 27% übergewichtig. Von den Kindern, welche bei der Erstuntersuchung mehr als 9 Stunden schliefen, waren es nur 11,7%. Die Ergebnisse zeigen, dass wenig Schlaf bei Kindern und Jugendlichen mit einem erhöhten BMI assoziiert werden kann. Eine wesentliche Limitation der Studie ist jedoch, dass der Schlaf in jeweils nur einer Nacht gemessen wurde. Demnach ist es möglich, dass der Schlaf in dieser Nacht vom gewöhnlichen Schlaf der Probanden abgewichen sein könnte (vgl. Silva et al. 2011).

7.4 Zwischenfazit

Der Konsum von elektronischen Medien hat einen negativen Einfluss auf die kognitiven Fähigkeiten von Kindern und Jugendlichen. Dies gilt insbesondere für gewaltvolle Medien, welche Emotionen bei den Konsumenten auslösen, die die Festigung von Gelerntem im Gedächtnis negativ beeinflussen. Auch ein unzureichender Schlaf wird mit verminderter kognitiver Fähigkeit und somit verringerter schulischer Leistungsfähigkeit assoziiert. Die Gründe hierfür sind, dass der Schlaf eine wesentliche Rolle bei der Gehirnreifung spielt und verkürzter oder nicht erholsamer Schlaf zu Tagesmüdigkeit und Aufmerksamkeitsverlusten führt (vgl. Frölich/Lehmkuhl 2012; Schlarb et al. 2012). Spitzer (2004, 52) fasst die Situation folgendermaßen zusammen: „Wer morgens in der Schule döst und wessen Pulsfrequenz nahe der Schlafgrenze liegt und wenig moduliert, der wird nichts lernen. Wer dann nachmittags Gewaltfilme oder Horrorvideos mit Pulsbeschleunigung betrachtet, der lernt Gewalt besonders gut. Liegt der Jugendliche dann abends zu lange vor dem Fernseher, ist er morgens erst recht müde und das Ganze geht wieder von vorne los."

Darüber hinaus gibt es ein Zusammenspiel von Medienkonsum, vermindertem Schlaf und erhöhten BMI. Medienkonsum und der damit einhergehende Bewegungsmangel begünstigen die Entstehungsfaktoren von Übergewicht bei Kindern und Jugendlichen. Zudem ist der Medienkonsum mit einem verkürzten Schlaf assoziiert, welcher notwendig ist, um den Stoffwechseln anzukurbeln und ein angemessenes Körpergewicht zu halten (vgl. Barlett et al. 2012; Pfeiffer et al. 2007; Silva et al. 2011).

8. Handlungsbedarf und Handlungsstrategien

Die Nutzung der elektronischen Medien ist aus dem Alltag nicht mehr wegzudenken und sie bietet Kindern und Jugendliche zahlreiche Möglichkeiten und Chancen. Die Informationsbeschaffung und Kommunikation ist so einfach wie nie zuvor und einige Studien haben gezeigt, dass die Nutzung der Medien zu bestimmten Zwecken auch für die Entwicklung von geistigen Fähigkeiten förderlich ist. Deshalb ist es trotz der vielen Schattenseiten, die sich neben den Extremen wie Datenmissbrauch und Cybermobbing auch durch einen gestörten Schlaf äußern, unverhältnismäßig, einen Verzicht der Kinder und Jugendlichen auf die Nutzung elektronischer Medien zu fordern (vgl. mpfs 2012). Zumal eine solche Forderung wohl kaum umsetzbar wäre. Ein sinnhafter Ansatz ist es, die Bevölkerung und insbesondere die Zielgruppe Kinder und Jugendliche über mögliche Risiken aufzuklären. Zudem müssen Rahmenbedingungen geschaffen werden, um die negativen Auswirkungen des Medienkonsums und den damit einhergehenden Schlafentzug so gering wie möglich zu halten.

Eine Möglichkeit, um zu erreichen, dass Kinder und Jugendliche mehr Schlaf bekommen, wäre es den Schulbeginn zeitlich nach hinten zu verschieben. Eine US-amerikanische Forschungsgruppe führte hierzu eine Studie durch. Eine Kohorte von etwa 10000 Schülern und Schülerinnen der 6. bis 12. Jahrgangsstufe wurde bezüglich ihres Schlafverhaltens befragt. Dazu sollten sie nach Selbsteinschätzung angeben, wie lange sie an Schulnächten durchschnittlich schliefen. Bei der ersten Befragung begann die Schule zwischen 07.30 und 8.00 Uhr morgens, bei der zweiten Untersuchung eine Stunde später. Die Schüler und Schülerinnen wurden erneut zu ihrem Schlafverhalten befragt. Bei der ersten Befragung gaben nur 37,5% der Teilnehmer und Teilnehmerinnen an, mindestens 8 Stunden zu schlafen. Bei der zweiten Befragung war diese Zahl signifikant gestiegen auf 50% der Teilnehmer und Teilnehmerinnen. Je älter die Schüler und Schülerinnen waren, desto mehr steigerte sich die durchschnittliche Schlafdauer nach Verschiebung des Schulbeginns. Die Verschiebung des Schulbeginns wäre also nach dieser Untersuchung ein geeignetes Instrument, um eine Steigerung der Schlafdauer zu ermöglichen. Diese Veränderung beträfe jedoch nicht nur die Schüler und Schülerinnen, sondern würde eine Veränderung der gesamten Gemeinden und des Familienlebens mit sich bringen. Es wäre eine logistische Herausforderung, um beispielsweise die Arbeitszeiten der Eltern mit den veränderten Stundenplänen der Kinder vereinbaren zu können. Kritiker zweifeln außerdem daran, dass sich die Schlafenszeit der Kinder und Jugendlichen langfristig verlängern wird. Sie befürchten, dass es nach einer Gewöhnungsphase zu einer späteren Zubettgehzeit kommen wird und sich die Gesamtschlafzeit wieder auf den vorherigen Wert einpendelt. Bisherige Studien konnten diese Tendenz jedoch nicht bestätigen und somit bleibt es eine sinnvolle, wenn auch nicht einfach umsetzbare Möglichkeit (vgl. Danner/Phillips 2008).

Ein Ansatz, um Kinder und Jugendliche für das Problem des Medienkonsums in Bezug auf den Schlaf zu sensibilisieren, wäre dieses Thema in der Schule zu behandeln. In der JIM-Studie 2012 wurde erfasst, inwiefern Medienthemen bereits in der Schule bearbeitet werden. Von den befragten Jugendlichen gaben 62% an, in der Schule schon Themen wie beispielsweise Handys, Online-Communities und Datenschutz behandelt zu haben. An Realschulen und Gymnasien wurden diese Themen häufiger behandelt als an Hauptschulen. Von denjenigen Jugendlichen, die angaben, entsprechende Themen in der Schule behandelt zu haben, sagten mehr als die Hälfte aus, dass sie diese Themen seither besser verstehen würden. Die Behandlung von Medienthemen in der Schule war für 25% der Jungen ein Anlass, das eigene Verhalten zu ändern. Bei den Mädchen waren es sogar 32% (vgl. mpfs 2012). Diese Ergebnisse zeigen, dass die Schule ein geeigneter Rahmen ist, um Jugendliche über eine gesunde Mediennutzung zu informieren. Die Studie zeigt, dass bestimmte medienspezifische Themen bereits in der Schule behandelt werden und teilweise auch zu Verhaltensänderungen führen. Wenn im Unterricht auch das Thema Schlaf im Zusammenhang mit der Mediennutzung aufgegriffen würde, könnte dies ein wichtiger Schritt sein, um Jugendliche für dieses Thema zu sensibilisieren.

Wünschenswert wäre auch eine bundesweite Aufklärungskampagne, die sich hauptsächlich an die Eltern richtet. Die Eltern müssen eindeutig vermittelt bekommen, dass Mediengeräte im Kinderzimmer zu mehr Medienkonsum führen, insbesondere zum Konsum von entwicklungsbeeinträchtigenden Medieninhalten (vgl. Pfeiffer et al. 2007).

Eine weitere Möglichkeit, um den Medienkonsum von Kindern und Jugendlichen einzuschränken, wäre die flächendeckende Einführung von Ganztagsschulen. Somit könnte gewährleistet werden, dass Kinder und Jugendliche ihre Nachmittage mit sinnvollen Beschäftigungen, wie Sport oder Musik, verbringen. Alternativ könnten auch Halbtagsschulen verstärkt Wert auf außerschulische Beschäftigungen der Schüler und Schülerinnen legen. Durch die Bildung von Vereinen oder Clubs, welche durch die Schulen organisiert werden, könnte den Schülern und Schülerinnen eine Alternative zum nachmittäglichen Medienkonsum geboten werden (vgl. Pfeiffer et al. 2007).

9. Fazit

Für die physische und psychische Gesundheit des Menschen ist der Schlaf eine unabdingbare Grundvoraussetzung. Ein nicht erholsamer Schlaf hat Befindlichkeitsstörungen zur Folge und kann Krankheiten auslösen. Im Rahmen dieser Arbeit konnte gezeigt werden, dass der Schlaf von Kindern und Jugendlichen durch Medienkonsum gestört werden kann. Die Auswertung der untersuchten Studien hat ergeben, dass Kinder und Jugendliche, die einen eigenen Fernseher besitzen, signifikant später zu Bett gehen, als diejenigen ohne eigenen Fernseher. Zudem leiden starke Fernsehkonsumenten häufiger unter Müdigkeit. Sogar bei unter Dreijährigen wird Fernsehkonsum mit unregelmäßigen Schlafenszeiten assoziiert (vgl. Zimmermann 2008; Van den Bulck 2004). Genau wie das Fernsehen wird auch die Computernutzung von Kindern und Jugendlichen mit verändertem Schlaf assoziiert. Insbesondere eine spätere Schlafenszeit und häufigere Müdigkeit stehen mit der Computernutzung in Verbindung. Leider konnten viele der untersuchten Studien einen Kausalzusammengang zwischen dem veränderten Schlaf und Medienkonsum nicht belegen. Bisher kann nur vermutet werden, dass der Medienkonsum, beispielsweise durch seine fehlende Zeitstruktur und das Suchtpotential, die Konsumenten um den Schlaf bringt. Um dies beweisen zu können, ist es notwendig, randomisierte kontrollierte Studien zu diesem Thema durchzuführen. Insbesondere in Anbetracht der Auswirkungen eines unzureichenden Schlafes auf die körperliche und geistige Gesundheit von Kindern und Jugendlichen ist es erforderlich, die Forschung in diesem Gebiet weiter voranzutreiben.

Sowohl ein übermäßiger Medienkonsum als auch ein gestörter oder verkürzter Schlaf haben einen negativen Einfluss auf die kognitiven Fähigkeiten von Kindern und Jugendlichen. Ohne ausreichenden Schlaf kann das kindliche Gehirn nicht richtig reifen und zudem führt die Müdigkeit am Tage dazu, dass Kinder und Jugendliche in der Schule unaufmerksam sind. Werden zudem gewaltvolle Medien konsumiert, kommt es zu Emotionen, die die Festigung von gelernten Inhalten im Gedächtnis stören. Auch auf die körperliche Gesundheit haben Medienkonsum und ein unzureichender Schlaf negative Auswirkungen. Zum Einem fördert der Medienkonsum Bewegungsarmut und begünstigt somit die Entstehungsfaktoren von Übergewicht, zum Anderen ist ein ausreichender Schlaf erforderlich, um den Stoffwechsel anzukurbeln und Übergewicht zu verhindern. (vgl. Frölich/Lehmkuhl 2012; Barlett et al. 2012; Pfeiffer et al. 2007). Dies ist vor allem aus dem Grund interessant, als dass Übergewicht und Adipositas im Kindes- und Jugendalter ein Risikofaktor für Gewichtsprobleme im Erwachsenenalter darstellt. Zudem stellt Übergewicht im Kindes- und Jugendalter ein Risikofaktor für Morbidität und Mortalität im Erwachsenenalter dar und zwar unabhängig davon, ob die Gewichtsprobleme im Erwachsenenalter weiterhin bestehen (vgl. Benecke/Vogel 2005).

Diese Ergebnisse sind vor allem in Hinsicht auf die steigenden Nutzungsfrequenz von elektronischen Medien im Kindes- und Jugendalter von großer Bedeutung. Im Jahr 2012 gaben 98% der in Deutschland lebenden Mädchen und 95% der in Deutschland lebenden Jungen an, ein eigenes Mobiltelefon zu besitzen (vgl. Baier et al. 2006). Mit der raschen Verbreitung von Smartphones werden die Mobiltelefone von Kindern und Jugendlichen in naher Zukunft zum größten Teil aus Smartphones bestehen. Eltern wird die Überwachung der konsumierten Inhalte dadurch besonders schwer gemacht, und auch die Regulierung der Nutzungsdauer ist hier besonders schwer. Die Kinder und Jugendlichen, können dann auch nachts vom Bett aus auf sämtliche Medienformate zugreifen und laufen Gefahr, nicht ausreichend Schlaf zu bekommen.

In Anbetracht dieser Entwicklung müssen Maßnahmen ergriffen werden, um Kinder und Jugendliche vor den Auswirkungen von Medienkonsum und den mit Medienkonsum assoziierten Schlafstörungen zu schützen. Die Aufklärung der Eltern und der Kindern und Jugendlichen ist einer von vielen möglichen Ansätzen, um auf die Gefahren aufmerksam zu machen. Durch die weitere Forschung wäre es auch denkbar, Richtlinien zu entwickeln, die festlegen, in welchem Umfang der Medienkonsum unbedenklich bleibt.

Literaturverzeichnis:

Baier, D.; Pfeiffer, C.; Windzio, M.; Rabold, S. (2006): Schülerbefragung 2005: Gewalterfahrungen, Schulabsentismus und Medienkonsum von Kindern und Jugendlichen. Kriminologisches Forschungsinstitut Niedersachsen e.V. Verfügbar unter: http://www.ksan.de/download/abschlussbericht.pdf [24.06.2013]

Baier, D.; Pfeiffer, C.; Rabold, S.; Kappes, C.; Simonson, J. (2010): Kinder und Jugendliche in Deutschland: Gewalterfahrungen, Integration, Medienkonsum. Zweiter Forschungsbericht zum gemeinsamen Forschungsprojekt des Bundesministeriums des Innern und des KFN. KFN Forschungsbericht, 109

Barlett, N.; Gentile, D.; Barlett, C.; Eisenmann, J.; Walsh, D. (2012): Sleep as a Mediator of Screen Time Effects on US Children's Health Outcomes. In: Journal of Children and Media, 6:1, S. 37-50

Beermann, B. (2008): Nacht- und Schichtarbeit – ein Problem der Vergangenheit? Bundesanstalt für Arbeitsschutz und Arbeitsmedizin. Verfügbar unter: http://www.baua.de/cae/servlet/contentblob/672564/publicationFile/47153/artikel10.pdf [31.05.2013]

Benecke, A.; Vogel; H. (2005): Übergewicht und Adipositas, Heft 16, Gesundheitsberichterstattung des Bundes

Cain, N.; Gradisar, M. (2010): Electronic media use and sleep in school-aged children and adolescents: A review. In: Sleep Medicine, 11, S. 735-742

Cajochen, C. (2005): Schlafstörungen bei Schichtarbeit und Jetlag und die Rolle der inneren Uhr, Mini Review. In: Praxis, 94, 1479-1483

Danner, F.; Phillips, B. (2008): Adolescent Sleep, School Start Times, and Teen Motor Vehicle Crashes. In: Journal of Clinical Sleep Medicine, 4:6, S. 533-535

DGPH (2010): Deutsche Gesellschaft für Public Health e.V., Was ist Public Health? Verfügbar unter: http://www.deutsche-gesellschaft-public-health.de/informationen/public-health/ [28.06.2013]

Dworak, M.; Schierl, T.; Bruns, T.; Strüder, H. (2007): Impact of Singular Excessive Computer Game and Television Exposure on Sleep Patterns and Memory Performance of School-aged Children. In: Pediatrics, 120, S. 978-985

Frölich, J.; Lehmkuhl, G. (2012): Computer und Internet erobern die Kindheit: Vom normalen Spielverhalten bis zur Sucht und deren Behandlung, Schattauer Verlag, Stuttgart

Garrison, M.; Liekweg, K.; Christakis, D. (2011): Media Use and Child Sleep: The Impact of Content Timing, and Environment. In: Pediatrics, 128:1, S. 29-35

Gruber, R.; Laviolette, R.; Deluca, P.; Monson, E.; Cornish, K.; Carrier, J. (2010): Short sleep duration is associated with poor performance on IQ measures in healthy school-age children. In: Sleep Medicine, 11, S. 289-294

Honig, M.-S. (2008): Lebensphase Kindheit. In: Heinz, A. et al. (Hg.), Lebensphasen. Eine Einführung, VS Verlag für Sozialwissenschaften: Wiesbaden

Kast-Zahn, A.; Morgenroth, H. (2004): Jedes Kind kann schlafen lernen. Vom Baby bis zum Schulkind: Wie Sie Schlafprobleme Ihres Kindes vermeiden und lösen können, 18. Auflage, Oberstebrink Verlag GmbH, Ratingen

Klemperer, D. (2012): Sozialmedizin – Public Health, Lehrbuch für Gesundheits- und Sozialberufe, Hans Huber Verlag, Bern

Mesquita, G.; Reimão, R. (2007): Nightly Use of Computers by Adolescents. Its effect on quality of sleep. In: Arq Neuropsiquiatr, 65:2-B, S. 428-432

mpfs (Medienpädagogischer Forschungsverbund Südwest) (2000): JIM 2000: Jugend, Information, (Multi-) Media. Basisuntersuchung zum Medienumgang 12- bis 19-Jähriger in Deutschland. Baden-Baden

mpfs (Medienpädagogischer Forschungsverbund Südwest) (2012): JIM-Studie 2012: Jugend, Information, (Multi-) Media. Basisuntersuchung zum Medienumgang 12- bis 19-Jähriger in Deutschland. Stuttgart

Paavonen, E.; Pennonen, M.; Roine, M.; Valkonen, S.; Lahikainen, A. (2006): TV exposure associated with sleep disturbances in 5- to 6-year-old children. In: Journal of Sleep Research, 15, S. 154-161

Penzel, T.; Peter, H.; Peter, J.; Becker, H.; Fietze, I.; Fischer, J.; Mayer, G.; Podszus, T.; Raschke, F.; Riemann, D.; Schäfer, T.; Sitter, H. (2005): Schlafstörungen, Heft 27, Gesundheitsberichterstattung des Bundes.

Pfeiffer, C.; Mößle, T.; Kleimann, M; Rehbein, F. (2007): Die PISA-Verlierer und ihr Medienkonsum. Eine Analyse auf der Basis verschiedener empirischer Untersuchungen, Kriminologisches Forschungsinstitut Niedersachsen e.V. Verfügbar unter: http://medienkongress-vs.de/2010/downloads/interpretation-PISA.pdf [28.06.2013]

Razum, O.; Breckenkamp, J.; Brzoska, P. (2012): Epidemiologische Verfahren in den Gesundheitswissenschaften. In: Hurrelmann, K.; Razum, O. (Hg.), Handbuch Gesundheitswissenschaften, 5. vollständig überarbeitete Auflage, Beltz Juventa Verlag, Weinheim und Basel, S. 275-322

Schäfer, T. (2011): Physiologie und altersbezogene Merkmale des kindlichen Schlafes. In: Wiater, A.; Lehmkuhl, G. (Hg.), Handbuch Kinderschlaf: Grundlagen, Diagnostik und Therapie organischer und nichtorganischer Schlafstörungen, Schattauer Verlag, Stuttgart, S. 1-16

Schlarb, A.; Milicevic, V.; Schwerdtle, B.; Nuerk, H.-C. (2012): Die Bedeutung von Schlaf und Schlafstörungen für Lernen und Gedächtnis bei Kindern – ein Überblick. In: Lernen und Lernstörungen, 1:4, S. 255-280

Silva, G.; Goodwin, J.; Parthasarathy, S.; Sherrill, D.; Vana, K.; Drescher, A.; Quan, S. (2011): Longitudinal Association between Short Sleep, Body Weight, and Emotional and Learning Problems in Hispanic and Caucasian Children. In: SLEEP, 34:9, S. 1197-1205

Spitzer, M. (2004): Von Geistesblitzen und Hirngespinsten, Neue Miniaturen aus der Nervenheilkunde, Schattauer Verlag, Stuttgart

Staedt, J.; Riemann, D. (2007): Diagnostik und Therapie von Schlafstörungen, Kohlhammer, Stuttgart

Thompson, D.; Christakis, D. (2005): The Association between Television Viewing and Irregular Sleep Schedules Among Children Less Than 3 Years of Age. In: Pediatrics, 116:4, S. 851-856

Touchette, É.; Petit, D.; Séguin, J.; Boivin, M.; Tremblay, R.; Montplaisir, J. (2007): Association Between Sleep Duration Patterns and Behavioral/Cognitive Functioning at School Entry. In: SLEEP, 30:9, S. 1213-1219

Van den Bulck, J. (2004): Television Viewing, Computer Game Playing, and Internet Use and Self-Reported Time to Bed and Time out of Bed in Secondary-School Children. In: SLEEP, 27:1, S. 101-104

Van den Bulck, J. (2007): Adolescent Use of Mobile Phones for Calling and for Sending Text Messages after Lights Out: Results from a Prospective Cohort Study with a One-Year Follow-Up. In: SLEEP, 30:9, S. 1220-1223

Wiater, A. (2011): Klassifikation und Epidemiologie von Schlafstörungen. In: Wiater, A.; Lehmkuhl, G. (Hg.), Handbuch Kinderschlaf: Grundlagen, Diagnostik und Therapie organischer und nichtorganischer Schlafstörungen, Schattauer Verlag: Stuttgart, S. 17-45

Zimmerman, F. (2008): Children's Media Use and Sleep Problems: Issues and Unanswered Questions. Verfügbar unter:
http://www.eric.ed.gov/PDFS/ED527857.pdf [24.06.2013]